Jean-Charles Herpin

Du raisin et de ses applications thérapeutiques

études

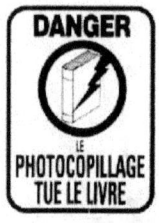 Le code de la propriété intellectuelle du 1er juillet 1992 interdit en effet expressément la photocopie à usage collectif sans autorisation des ayants droit. Or, cette pratique s'est généralisée dans les établissements d'enseignement supérieur, provoquant une baisse brutale des achats de livres et de revues, au point que la possibilité même pour les auteurs de créer des œuvres nouvelles et de les faire éditer correctement est aujourd'hui menacée. En application de la loi du 11 mars 1957, il est interdit de reproduire intégralement ou partiellement le présent ouvrage, sur quelque support que ce soit, sans autorisation de l'Éditeur ou du Centre Français d'Exploitation du Droit de Copie , 20, rue Grands Augustins, 75006 Paris.

ISBN : 978-1539320791

10 9 8 7 6 5 4 3 2 1

Jean-Charles Herpin

Du raisin et de ses applications thérapeutiques

études

Table de Matières

INTRODUCTION	6
PREMIÈRE PARTIE	12
DEUXIÈME PARTIE	50
TROISIÈME PARTIE	77
QUATRIÈME PARTIE	138

INTRODUCTION

La cure aux raisins consiste dans l'usage méthodique et raisonné du raisin, comme aliment principal, pendant un temps suffisamment prolongé pour produire dans l'économie d'importantes et salutaires modifications. C'est une diète végétale, c'est-à-dire peu azotée, qui, par cela même, est appropriée à la nature et à la constitution de plusieurs personnes et convient au traitement d'un certain nombre de maladies. Cette médication est en grande vogue, elle est employée avec beaucoup de succès en Suisse, en Tyrol, en Allemagne et en Italie, sous les noms de Cure aux raisins, Traubenkur, Cura dell' uva, etc.

On comprend de suite la puissance d'une telle médication, qui rompt brusquement toutes les habitudes de la nutrition et qui substitue un aliment unique, exclusif aux aliments variés dans lesquels le sang puise ses matériaux. Cette médication se recommande aussi parce qu'elle est tout à la fois rationnelle et inoffensive. Le jus du raisin est une boisson pectorale, adoucissante, rafraîchissante; une tisane, un sirop préparé par les mains de la nature elle-même.

C'est une sorte de lait végétal, dont la composition chimique, présente, comme nous le verrons par la suite, une très-grande analogie avec celle du lait de femme, qui est l'aliment unique ou principal du jeune enfant, et, qui seul, suffit pour le nourrir et fournir à son accroissement pendant les premiers temps de sa vie.

Le jus du raisin, considéré comme aliment, contient en effet, tout préparés, les principes essentiels azotés, albuminoïdes et respiratoires, le sucre, etc., qui sont nécessaires à l'entretien de la vie ; des sels minéraux, des phosphates, de la chaux, etc., qui entrent dans la composition et le tissu de nos organes, des os et du sang lui-même. Considéré sous le point de vue des principes fixes et des sels, minéraux qu'il contient, tels que la potasse, la soude, la chaux, le fer, le manganèse, etc. ; les chlorures, les sulfates, les carbonates, les phosphates, etc., le jus du raisin constitue une véritable

Eau minérale naturelle, aussi active et même plus chargée de principes minéralisateurs que ne le sont celles de beaucoup de sources justement renommées. Par les principes alcalins qu'il renferme en proportion notable, le jus du raisin a les plus grandes analogies avec les eaux de Vichy, de Téplitz, de Contrexéville ; aussi est-il employé avec un grand succès contre la goutte, la gravelle, etc. Il produit des effets diurétiques très marqués. Les qualités laxatives ou purgatives de plusieurs variétés de nos raisins permettent de les employer, avec de grands avantages, pour suppléer aux eaux de Carlsbad, de Marienbad, de Rissingen, et aux sources d'eaux sulfatées alcalines purgatives, qui manquent à la France.

L'emploi du raisin est même préférable, dans plusieurs cas, à celui de certaines de ces eaux, celles, par exemple, du Sprudel, de Carlsbad, qui, par leur température élevée et par la grande quantité de gaz carbonique qu'elles contiennent, déterminent souvent des congestions fâcheuses.

Le raisin, qui est tout à la fois laxatif et alcalin, qui réunit par conséquent les propriétés spécifiques essentielles des eaux de Carlsbad, de Marienbad, de Hombourg et celles des sources de Vichy, est employé d'une manière très-efficace dans les mêmes circonstances contre les affections des organes digestifs, des viscères abdominaux, etc.

Dans les irritations commençants du poumon et des organes de la respiration, le jus de raisins agit exactement de la même manière que les eaux d'Ems, du Mont Dore, etc., auxquelles on ajoute souvent du sirop, de la gomme, etc., pour les rendre plus adoucissantes.

La médication par les raisins est basée principalement :
1° sur le choix des variétés de raisins les plus convenables pour satisfaire aux indications fournies par la maladie et la constitution du malade ; 2° sur la quantité que l'on doit en consommer; 3° sur un régime alimentaire, essentiellement végétal, plus ou moins exclusif et intensif.

Employée d'une manière méthodique et rationnelle, aidée par un régime et une hygiène appropriés, la cure aux raisins peut produire les plus heureuses modifications dans l'économie, en favorisant le jeu des métamorphoses et des transmutations organiques, en apportant des matériaux neufs et sains pour renouveler et reconstituer les divers tissus, en déterminant par la transpiration, par les voies urinaires, etc., l'élimination des matériaux usés, viciés et nuisibles à l'économie.

Cette médication a, de plus, l'avantage d'être acceptée avec plaisir par presque tous les malades. La cure aux raisins agit donc :
1° Comme substance alimentaire de nature essentiellement végétale, Et par les substances albuminoïdes ou azotées et respiratoires que contient le raisin;
2° comme médicament adoucissant, altérant, laxatif, dérivatif, sur les intestins ;
3° par les alcalis, qui diminuent la plasticité du sang et le rendent plus fluide ;
4° parles divers éléments minéraux, tels que les sulfates, les chlorures, les phosphates, etc., qui font de ce fruit un analogue, un succédané précieux de plusieurs eaux minérales; 5° enfin, elle introduit dans l'économie une quantité notable d'eau, qui passe dans le sang, circule avec lui, entraîne au dehors, par les sueurs et par les urines, les matériaux usés ou nuisibles, et active puissamment les transformations organiques.

A l'aide de la médication par le raisin, la santé générale s'améliore promptement, l'appétit augmente et devient plus, vif, l'embonpoint même ne tarde pas à se manifester d'une manière très sensible. Dirigée par un médecin habile, cette médication peut produire, à sa volonté des effets résolutifs, dérivatifs, laxatifs, diurétiques, excitants, toniques, calmants, adoucissants, altérants et reconstituants, c'est-à-dire qu'elle réunit les propriétés thérapeutiques les plus étendues et les plus variées.

Le raisin est donc tout à la fois un aliment plastique et respiratoire ; réparateur et reconstituant; un modificateur puissant de l'organisme; un agent important de l'élimination ainsi que des échanges et des transformations organiques ; enfin un médicament précieux, susceptible de recevoir un grand nombre d'applications utiles à l'art de guérir. « Ce régime dit Macquart,[1] pourrait bien être plus utile qu'on ne l'a cru jusqu'ici; c'est de tous, celui qui doit le moins déplaire, surtout quand il faut rompre tout à fait avec le régime habituel. »

L'expérience a constaté depuis longtemps les effets salutaires de la médication par les raisins comme moyen curatif ou prophylactique dans un grand nombre de maladies.

Pline le Naturaliste,[2] Galien,[3] Dioscoride, Dodonée, Jean Bauhin, Frédéric Hoffmann, Zimmermann, Tissot, Hufeland, MM. Curchod, Carrière, etc., recommandent l'emploi du raisin contre diverses maladies et rapportent de nombreux faits de guérisons opérées par cette médication.

La cure aux raisins est spécialement recommandée contre les maladies des organes digestifs, les affections gastro-intestinales, les engorgements chroniques des viscères abdominaux et de l'utérus; contre les hypertrophies du foie, de la rate, surtout lorsqu'elles sont la suite de fièvres intermittentes; contre la jaunisse, la dyspepsie et les crampes d'estomac, la constipation habituelle, la dyssenterie ; contre les catarrhes chroniques ou commençants des bronches, des poumons, et de la vessie, les congestions utérines, les désordres et la difficulté de la menstruation; enfin contre la plupart des maladies qui réclament l'emploi alternatif ou simultané des alcalins et des laxatifs, tels que la goutté, la gravelle, etc.

Elle est également employée contre certaines maladies de la peau, telles que les démangeaisons, les suites de gale, les dartres, etc., spécialement lorsque ces maladies sont liées à un trouble des fonctions des organes digestifs ou qu'elles sont les suites d'une métastase. —Dans ces cas, le raisin agit comme diaphorétique, comme dépuratif du sang, comme dérivatif sur les intestins ;

---

[1] Macquart, Dictionnaire de la conservation de l'homme.
[2] Livre XXIII.
[3] De alimentis, lib. II.

enfin comme moyen de faciliter le renouvellement des tissus et les transformations organiques.

On a aussi recommandé la cure aux raisins contre les affections scrofuleuses, les engorgements des landes abdominales, surtout chez les enfants, qui acceptent généralement avec joie cette médication agréable et dont les bons effets peuvent être, d'ailleurs, puissamment aidés par le régime, l'exercice et le grand air.

C'est surtout dans les maladies diathésiques ou Constitutionnelles que la médication au moyen d'une alimentation intensive appropriée, et en particulier par les raisins, peut modifier profondément l'économie, et amener des réactions salutaires à la faveur d'une sorte de perturbation dans les habitudes et les éléments de l'organisme.

Frais et en pleine maturité, le raisin est rafraîchissant, adoucissant et légèrement laxatif; son usage est salutaire aux hommes d'un tempérament bilieux et irritable, aux personnes disposées aux irritations gastriques et aux maladies inflammatoires.

On a souvent obtenu de son emploi abondant, ou même comme seule nourriture, les plus heureux effets dans les engorgements des viscères abdominaux, dans l'hypochondrie, l'hystérie, la phothisie et les maladies cutanées. On l'a vu également utile contre la diarrhée, la dysenterie, les hémorragies, et les affections aiguës des voies urinaires.[1]

Le peu de mots que nous venons de dire sur la médication par le raisin, suffiront, nous le pensons, pour faire comprendre aux médecins, aux physiologistes, tout le parti que l'on peut tirer de cette médication, qui est aussi simple qu'elle est facile et agréable, et dont les effets salutaires sont constatés, chaque année, sur un nombre immense de personnes, en Allemagne, en Suisse, en Tyrol, etc. La France, qui est le pays vinicole par excellence, Elle possède des vignobles très étendus, des cépages variés et délicieux, qui ne le cèdent à ceux d'aucun autre pays du monde.

---

1 Dict. des sciences médicales, t. LVIII, art. VIGNE.

Jean-Charles Herpin

Le chasselas, qui est tout à la fois le raisin le plus agréable au goût, le plus facile à digérer et le plus convenable pour la cure est très abondamment répandu chez nous; il y croît partout et atteint une maturité parfaite en Bretagne, en Normandie et même dans le nord de la France, lorsqu'il est convenablement abrité

Sans faire des voyages lointains et dispendieux, nous pouvons donc utiliser dans nos villas, dans nos maisons de campagne, au sein de notre famille, sous les yeux et avec les conseils de notre propre médecin, cette médication simple, naturelle et bienfaisante. Espérons que bientôt nous saurons aussi tirer un bon parti, pour la santé de nos compatriotes et la fortune du pays, de ces ressources précieuses que la nature a mises si généreusement à notre disposition.

PREMIÈRE PARTIE
HISTOIRE NATURELLE. — AMPÉLOGRATHIE.

CHAPITRE PREMIER
DU RAISIN ET DE LA VIGNE EN GÉNÉRAL.

Le raisin est le fruit de la vigne. La vigne (vitis vinifera Linné; ampelos des Grecs), appartient à la pentandrie monogynie de Linné et forme une famille naturelle qui constitue un ordre de la classe des Dicotylédones polypétales à étamines hypogynes, à fruit supère (Jussieu).

C'est un arbrisseau sarmenteux, à tige noueuse, tortueuse, ayant des feuilles alternes, des vrilles et produisant des fruits en grappes, formés par des baies sphériques à deux loges. Les feuilles de la vigne sont digitées, palmées, pétiolées, grandes, tomenteuses à leur développement, surtout en dessous.

Les fleurs de la vigne sont en grappes, de couleur verdâtre, petites, ayant un calice minime, à cinq dents; une petite corolle de cinq pétales adhérents au sommet et se détachant par la base, lorsque les cinq étamines qu'elle renferme se redressent en manière de coiffe; l'ovaire, qui devient une baie arrondie, succulente, à deux loges (souvent à une par avortement), à quatre ou cinq graines, porte un style et un stigmate.

Les raisins sont des baies pédicellées ou disposées en grappes sur un pédoncule commun. Ces fruits sont ronds ou ovales, plus ou moins gros, de couleur variable, blanc-verdâtre, dorés, rosés, rouges, noirs, bleuâtres; ils sont plus ou moins savoureux, plus ou moins chargés de principes, de sucre, de tartre, d'acides, d'alcalis, de tannin, de fer, etc., selon les pays, le terrain et surtout les cépages ou variétés de la vigne, qui sont très-nombreuses. La maturité du raisin a lieu dans notre climat de la fin d'août à la mi-septembre, dans les jardins; et de cette dernière époque au milieu d'octobre, en pleine campagne.

La vigne, l'un des plus riches et des plus précieux végétaux, est connue depuis l'antiquité la plus reculée. Elle paraît originaire de l'Asie, des environs de Nysa, dans l'Arabie-Heureuse; suivant quelques auteurs, elle serait naturelle à l'Arménie, à la Géorgie, etc. Quoi qu'il en soit, l'époque de la première culture de la vigne se perd dans la nuit des temps, de même que celle de la plupart de nos plantes utiles; elle fut attribuée aux dieux. Osiris et surtout Bacchus la répandirent; plus tard on désigna Noé comme l'ayant aussi cultivée et propagée. Les Phéniciens l'introduisirent dans les îles de l'Archipel, en Grèce, d'où elle passa en Sicile, puis en Italie.

Les colonies Phocéennes la portèrent à Marseille, qui en enrichit les Gaules, la Germanie, etc. Pline prétend que les Gaulois furent attirés en Italie par la vigne;[1] le même motif y porta, dit-on, les hordes du Nord, dans le moyen âge. Domitien, pour se venger de nos pères, la fit arracher de la Gaule; mais Probus l'y fit replanter (Mérat et Delens).

IMPORTANCE DE L'INDOSTRIE VTNICOLE EN FRANCE.

La culture de la vigne, en vue de la production du vin, est une de nos industries les plus importantes, car la vigne est l'une des principales sources de la richesse territoriale de la France. Elle donne du travail à des millions de familles, les occupe utilement, les nourrit et les fait vivre dans des conditions de bien-être et de santé bien préférables, assurément, à celles de ces ateliers insalubres et méphitiques, où sont renfermés et entassés les hommes appartenant à la classe industrielle, auxquels, ils ne sont pas moins funestes au moral qu'au physique. Et à l'inverse des industries du coton, de la laine et du fer qui sont obligées d'aller chercher et acheter au loin leurs matières premières, c'est le sol même de la France qui fournit en abondance la matière première de l'industrie vinicole, dont les produits estimés et recherchés par le monde entier, doivent nous créer et nous assurer autant d'amis que de consommateurs.

---

[1] Liv. XII, c. i.

PREMIÈRE PARTIE

DU RAISIN ET DE LA VIGNE. 13

Le libre-échange entre les produits des nations ne peut qu'accroître et favoriser la production vinicole nationale. En outre, l'industrie de la vigne donne naissance à beaucoup d'autres industries fort importantes, les distilleries, la fabrication des fûts, des bouteilles, et enfin à des transports considérables tant par terre que par mer. La vigne est une véritable mine d'or ; c'est le présent le plus précieux dont la Providence ait pu favoriser notre pays. Heureux pays auquel ont été dispensés si généreusement les plus riches trésors de la nature !

D'après le recensement de 1851, la population totale agricole de la France s'élevait à 20,351,628 individus; c'est-à-dire que la population agricole de la France représentait près de 57 pour 0/0 de la population totale. La population industrielle 27 pour 0/0 seulement; la population mâle adulte, appartenant aux classes aisées, aux professions libérales (propriétaires, rentiers, magistrats, employés des administrations, militaires, avocats, médecins, ecclésiastiques, étudiants, etc.), ne s'élevait qu'à 1,524,102 individus.

On peut raisonnablement admettre que les deux tiers au moins de la population agricole adulte (hommes et femmes), c'est-à-dire 12 à 14 millions d'individus travaillent à la culture des vignes.

En 1829, le nombre des propriétaires de vignes en France s'élevait à 2,169,504 ; et l'étendue moyenne de vignobles appartenant à chaque propriétaire était d'environ un hectare.

Il y a en France 78 départements où la vigne est cultivée. L'étendue de terrain cultivé en vignes est de plus de 2,200,000 hectares (2,180,096 hectares en 857),[1] qui, à deux cents journées seulement de main-d'œuvre par hectare représentent 500 millions de journées de travail; et qui à raison de 250 francs l'hectare, produisent une somme de 450 à 500 millions de francs, par an, employée en main-d'œuvre, au profit des habitants de nos campagnes.

---

1 M. Maurice Bloch, Statistique de la France, t. II, p. 65.

Jean-Charles Herpin

M. Jules Guyot[1] évalue à 750 francs par hectare le prix de main-d'œuvre, de fournitures et de l'entretien annuels nécessaires pour les vignes des fins crus, et à 375 francs pour ceux des crus de seconde catégorie.

« La main-d'œuvre de la vigne, dit-il, ne peut jamais descendre au-dessous de 125 francs par hectare, et souvent elle s'élève à plus de 400 francs. »

Suivant le même savant et habile viticulteur, « pour préparer et amender le sol, de façon qu'il reçoive une vigne dans de bonnes conditions ; pour planter cette vigne, la cultiver et l'entretenir pendant six ans, il faut dépenser de 3,000 à 6,000 francs par hectare; rien de moins. »

La main-d'œuvre nécessaire pour la culture d'un hectare de terre, en ferme (céréales, prairies naturelles et artificielles), n'est guère que de 20 journées en moyenne par année; tandis que la culture d'un hectare de terre plantée en vignes exige le plus ordinairement cent cinquante à deux cents (et souvent bien davantage) journées de travail d'hommes, de femmes et même d'enfants, auxquels cette culture donne une occupation qui peut suffire pour payer les frais de leur nourriture et de leur entretien.

Ce qui revient à dire : que sur une même surface de terrain, la vigne donne du travail à douze- fois plus d'ouvriers manuels que la ferme, et qu'elle donne en outre de trois à huit fois plus de produits nets que cette dernière. Les machines à battre, à moissonner, à faner, etc., diminueront de jour en jour la main-d'œuvre agricole; et c'est là un véritable progrès, car pour avoir du pain à bon marché il faut des moyens économiques rapides de production. Mais en diminuant la main-d'œuvre qui s'y applique, il faut la reporter sur d'autres cultures plus riches, telles que celles de la vigne, sous peine de dépeupler les campagnes et d'encombrer les villes.

La main-d'œuvre de 100 hectares cultivés en vigne exige donc moyennement le travail de 50 familles de vignerons, et distribue une somme de 50 000 francs par an, ou 1,000 francs pour chacune

---

[1] M. Jules Guyot, Culture de la vigne, 1861, p. 11.

PREMIÈRE PARTIE

d'elles. C'est le pain, le travail, et le bien-être assurés à toutes ces familles.

La production moyenne annuelle de la vigne, en France, est évaluée à 45 millions d'hectolitres, qui au prix de 15 ou 16 francs (chez le propriétaire) constituent une valeur ou une richesse annuelle de 720 millions de francs.

Suivant M. Guyot, en tenant compte des intempéries, maladies et ravages d'insectes, la récolte moyenne, calculée sur douze années a été de 30 hectolitres par chaque hectare ; et la moyenne du prix de chaque hectolitre de vin, déduite du môme nombre d'années, est supérieure à 50 francs.

A ce compte, 45 millions d'hectolitres X 50 francs l'un = 2 milliards 250 millions de francs.

Enfin la moyenne de l'exportation à l'étranger des vins de France ordinaires, pour les trois années 1854, 1856 et 1858, a été de 172 millions par an, non compris l'exportation des eaux-de-vie, liqueurs, etc. (M. Bloch).

Aujourd'hui, grâces au nouveau traité de commerce si favorable à la liberté des échanges, nos exportations de vins se sont élevées en 1862:[1]

Pour l'Angleterre à.........	540,240 hectol.	= 66,538,596 fr.
— l'Algérie....... 236,431		
— l'Italie et la Suisse........ 438,406	1,158,642 hectol.	= 86,898,151 fr.
— les autres parties du monde. 483,805		
	1,698,882 hectol.	= 153,436,747 fr.
Vins ordinaires en bouteilles	102,841h de 320 à 400f	= 37,200,030 fr.
Vins de liqueurs en pièces et en bouteilles.............	82,188h de 160 à 260f	= 19,363,053 fr.
Quantité et valeur totale.....	1,883,911 hectol.	= 209,999,830 fr.

---

[1] M. Payen, ibid. p. 446.

Jean-Charles Herpin

Si maintenant nous comparons l'importance de l'industrie vinicole en France avec celle des autres industries de premier ordre, telles que les industries lainière, cotonnière, la production du fer, etc., nous trouverons :

1° Que le nombre des ouvriers employés (1846) à l'extraction du minerai de fer était de 12,870,

Et la valeur du minerai, environ 8 millions de francs ;

2° Que d'après la statistique officielle de l'industrie publiée en 1852, le nombre des ouvriers employés dans les 2,308 établissements qui s'occupent des diverses élaborations du fer, de la fonte et de l'acier s'élève à 121,040 ainsi répartis :

Fonte, fonte et fer	33,553
Fer forgé, laminé, martelé et tréfilé	40,493
Fer, acier, armes, serrurerie, quincaillerie	27,358
Construction de machines	12,334
Fers divers et ouvragés	7,302
TOTAL	121,040

ouvriers, dans 2,308 établissements.

3° Que en 1852, la production totale de la fonte en France, s'est élevée à 5,266,434 quintaux métriques, représentant un total de 63,231,099 francs, dont il faut déduire 31,000,000 pour la valeur du bois et du charbon de terre employés à cette fabrication[1] (M. Bloch).

En Angleterre (Royaume-Uni), la valeur totale des produits de l'industrie des fers, fonte,» fer en barre et ouvré, acier, etc., s'élève à 270 millions de francs.

En Suède la valeur totale ne s'élève qu'à 42 millions de francs.

Ainsi l'exportation seule de nos vins, c'est-à-dire, le superflu de la consommation de la France, lequel s'élève à la somme de 210 millions de francs, a une valeur qui est trois fois plus considérable que celle de la production et de la fabrication totale du fer en

---

[1] D'après une note de M. Maurice, traducteur de l'ouvrage de Fairbairn, la production totale de la fonte de fer en France se serait élevée, en 1856, à 856,152 tonnes métriques, ayant une valeur totale de 116,658,064 francs.

PREMIÈRE PARTIE

France.

En 1847, le nombre total des ouvriers employés dans les diverses industries dont le coton forme la base était de 245,000. Aujourd'hui est de 300,000.[1]

D'après le rapport de l'exposition industrielle de 1851, le nombre des ouvriers employés dans l'Industrie lainière en France s'élevait à 371,000.

En résumé, le total de la population de la grande industrie (maîtres, ouvriers, apprentis, etc.), en France, était, en 1851, de 1,231,260 individus, ainsi répartis :

1° Exploitation des mines et carrières	96,266
2° Industrie métallurgique (fer, fonte, acier)	48,639
3° Fabrication en gros d'objets dont le fer est la base	52,485
4° Filatures, fabrication des tissus de laine, de coton, etc.	969,863
5° Manufactures diverses	164,007
TOTAL.	1,231,260

C'est-à-dire à peu près la moitié seulement du nombre des propriétaires de vignes et un dixième seulement de la population française occupée à la culture de la vigne. La richesse créée par la production vinicole de la France dépasse donc considérablement celle de toutes nos autres industries. « Nulle part ailleurs qu'en France, dit M. Payen,[2] le climat doux et tempéré, les divers terrains calcaires, schisteux, granitiques, et les expositions favorables ne sont aussi bien appropriés à la production de vins légers, délicats et variés. C'est que les huiles essentielles et les autres principes immédiats qui concourent à développer les arômes agréables sont généralement plus suaves dans les produits des plantes qui croissent sous des climats tempérés que dans les produits des mêmes plantes végétant sous des climats chauds. »

Enfin « la vigne seule en France, et dans les régions où elle peut

---

[1] M. Bloch, t.II, p. 125.
[2] M. Payen, Précis sur les substances alimentaires. 1865

mûrir ses fruits, a le pouvoir de créer la richesse dans les terrains pauvres et délaissés ; seule, elle y rendra 10 pour 100 au capital avancé; seule, elle y fondera à perpétuité de grands et riches domaines.[1] »

Mais par une déplorable fatalité, par une désastreuse déviation des vrais principes, nos prétendus économistes, loin d'encourager et de favoriser l'industrie vinicole. qui est si admirablement appropriée à notre sol, à notre climat et à nos mœurs, loin de chercher à féconder ces éléments précieux de travail, de richesse et de prospérité pour le pays, semblent, au contraire, avoir pris à tâche d'inventer tous les moyens pour la restreindre, la décourager, sinon l'anéantir complètement.

En effet, il n'est point, en France, d'industrie qui soit maltraitée autant que l'est celle de la vigne et de ses productions.

Aussi la jeunesse de nos campagnes fuit-elle et abandonne-t-elle la culture de la vigne pour aller s'étioler et se perdre dans les villes et les ateliers industriels.

Un autre malheur qui résulte des charges excessives qui pèsent sur les produits de l'industrie vinicole, c'est la fraude, la tromperie, le mépris des lois qu'elles inculquent, qu'elles imposent, en quelque sorte, aux populations naturellement honnêtes de nos campagnes, qui apprennent ainsi à se faire un jeu, un mérite, de la fraude et de violer les lois de leur pays… !

CHAPITRE II
DES CÉPAGES OU DES ESPÈCES ET VARIÉTÉS DE VIGNES ET DES RAISINS EMPLOYÉS POUR LA CUBE.

Les raisins présentent dans leur volume et leurs dimensions, dans leurs formes et leur configuration, dans leur goût, leur saveur, leur coloration, etc., certaines différences, certains caractères constants, qui sont dus particulièrement aux cépages, c'est-à-dire à l'espèce ou à la variété de la vigne qui les produit.

---

1 M. J. Guyot.

PREMIÈRE PARTIE

Il y a des cépages qui donnent des raisins de grande, de moyenne ou de petite dimension, dont les grains sont gros, moyens ou petits ; de forme sphérique, ovoïde, etc., dont la couleur est noire, blanche, jaune ou verdâtre, etc., qui sont plus ou moins sucrés, acidulés, ou aqueux, qui; sont durs, charnus ou pleins de jus, dont la maturité est hâtive ou tardive, etc.

Il y a des espèces de raisins qui sont toniques, aromatiques, stimulants, astringents ou laxatifs, etc.

En outre de leurs propriétés spéciales, inhérentes à l'espèce même ou à la variété des cépages, la nature du sol, le climat, les saisons plus ou moins favorables, le mode de culture, l'exposition, le degré de maturation, etc., apportent aussi des modifications très importantes dans les qualités de même que dans les propriétés médicamenteuses naturelles des raisins. Il en sera question plus loin.

Le nombre des variétés de la vigne est très grand. Déjà du temps de Pline le Naturaliste (année 60) il était considérable ; et Virgile dit, dans son langage poétique, que l'on compterait plutôt les grains de sable que le vent élève dans les déserts de Libye, que les variétés de la vigne.

Lorsque Chaptal était ministre de l'intérieur, il fit planter dans les jardins du Luxembourg une collection des principales variétés de la vigne, afin de les étudier et de les comparer entre elles. Le nombre de ces variétés s'élevait à plus de 1,400 pour la France seulement.

Quel est le nombre des espèces du genre vigne? C'est une question qui n'est point facile à élucider.[1] On admet, répond M. Bouchardat, et je crois, avec raison, que le nombre des espèces est très-restreint; celui des variétés au contraire, est considérable. La collection du Luxembourg, qui est, il est vrai, la plus belle que l'on connaisse, et qui a été formée sous les auspices du gouvernement, par Chaptal, le duc Decazes et par M. Hardy, comprend plus de

---

1 Eau-de-vie, p.11.

Jean-Charles Herpin

deux mille numéros. J'en ai donné le tableau complet.[1] Mais je dois reconnaître que beaucoup de variétés se retrouvent sous divers numéros. Je me crois cependant autorisé à dire qu'en réunissant les variétés semblables qui sont représentées sous des numéros différents, il s'en trouve plus de six cents parfaitement distinctes. Il existe quelques variétés, comme les chasselas, les muscats, les cots, que l'on rencontre dans presque toutes les contrées vilicoles de la France; mais on peut dire que chacune de ces contrées aune physionomie distincte, non-seulement pour le mode de culture, mais aussi pour la nature des cépages. A plus forte raison les cépages étrangers diffèrent-ils des nôtres.

« Dans ce qui a trait à la qualité du vin et à la quantité moyenne de la récolte, la variété du cépage joue le premier rôle.

« Voici la désignation des cépages qui dominent dans les principaux vignobles de la France et qui sont les plus dignes d'intérêt:[2]

Cépages	Vins
Pineaux blanc, noir et gris....	Grands vins de Bourgogne et de Champagne.
Tresseau. César.	Vin de Bourgogne ordinaire.
Gamay. Meunier.	Vins de Bourgogne et de Champagne communs.
Çot.	Vins de Cahors et du Cher.
Carbenet. Sauvignons.	Grands vins de la Gironde.
Riesling.	Vins du Rhin.
Poulsart..	Vins du Jura.
Sirrha. Roussanne. Marsanne.	Vin de l'Hermitage.
Ribariéin. Mourvèdre. Piopouilles. Muscats. Grenache, etc...	Vins du Midi, riches.
Aramon. Teret, Bouret...	Vins du Midi, communs.

---

1 Traité de la maladie de la vigne.
2 M. Bouchardat, Eau-de-vie, p. 12.

« Sur le nombre de 2,167 espèces de la collection du Luxembourg, il y en a, dit M. d'Armailhacq, au moins la moitié d'étrangers, restent 1,083 appartenant à la France; d'un autre côté, |ce nombre doit être réduit au tiers ou au quart, attendu qu'il y a une foule de cépages qui sont répétés plusieurs fois.

On y compte 66 chasselas et 54 muscats. Assurément il n'y a pas 54 espèces différentes de chasselas et de muscats. Il est donc évident qu'il y a plusieurs doubles emplois dans cette collection. Ainsi, en réduisant au tiers ou au quart le nombre indiqué, on approcherait beaucoup de la vérité.

Ce seraient donc 300 à 350 tout au plus, et il y a en France bien peu de cépages qui ne se trouvent pas au Luxembourg.»

« Il n'existe pas en France, dit M. le docteur Guyot, quarante cépages qui méritent d'être cultivés en grand, pour les bons vins qu'ils produisent, et ces quarante cépages sont confondus sous quatre cents noms, dans les ampélographies. »

« Il ne faut pas assimiler la vigne aux autres végétaux sous le rapport des distinctions d'espèces, parce que les divers cépages cultivés ne constituent pas des espèces véritables, botaniquement parlant.

« Linné, le créateur de la botanique, en a seulement décrit 17 espèces, et parmi ces 17 il y en a plusieurs qui ne portent pas de raisins bons à manger, et qui sont étrangères à la vigne cultivée.

« Ce que nous appelons cépages ne sont donc, à proprement parler, que des variétés; c'est pour qu'on ne puisse pas les confondre avec les espèces véritables, qu'on leur a donné un nom différent, celui de cépage.

« Néanmoins ces cépages se distinguent parfaitement entre eux, et le plus simple vigneron sait bien les reconnaître ; ses intérêts en dépendent.

Jean-Charles Herpin

« Quoi qu'il en soit, il s'est présenté de nombreuses difficultés, quand on a voulu les diviser par classes ; ceux qui s'en sont occupés, n'ont pu se mettre d'accord sur une base certaine ; l'un s'est fixé sur un caractère, l'autre sur un caractère différent ; enfin, de toutes les classifications proposées, aucune n'a eu l'assentiment général ».[1]

La nécessité d'une synonymie de la vigne a été sentie depuis longtemps ; l'abbé Rozier avait consacré à cette étude une partie de sa vie et fait les plus grands efforts pour réunir dans son vignoble toutes les espèces connues de son temps. Cette collection précieuse a été malheureusement détruite.

La plantation du Luxembourg est certainement la plus belle et la plus complète qui existe. M. Hardy a fait aussi de son côté une collection fort intéressante de plants de vignes les plus estimés de France et même de l'étranger.

Enfin, M. le comte Odart a réuni en Touraine une collection de principales espèces et variétés de la vigne, cultivées en Europe, afin de les étudier et de les comparer entre elles, il a publié un ouvrage fort intéressant sous le titre : Ampélographie universelle.

Mais cette collection formée par les soins d'un particulier, étant son œuvre et sa propriété personnelle, sera probablement détruite ou dispersée après la mort de son honorable el digne propriétaire qui est aujourd'hui plus qu'octogénaire.

Nous faisons des vœux pour que le Gouvernement prenne des mesures pour conserver, pendant quelques années, du moins, cette utile et précieuse collection, afin de compléter, de terminer et d'utiliser le travail entrepris par M. le comte Odart.

Il serait, en effet, de la plus haute importance pour notre pays, dont l'industrie viticole est l'industrie naturelle par excellence, et la principale richesse territoriale, d'étudier quels sont les cépages ou variétés de la vigne qui, dans des conditions déterminées, de sol, de température, etc., donnent les produits les plus abondants et de

---

[1] M. D'Armailhacq. Congrès scientifique de Bordeaux, 1861, t. IV.

meilleure qualité, d'établir, enfin, la synonymie ou la concordance exacte des noms des meilleures espèces et variétés de vignes cultivées dans l'Europe centrale.

Il règne à ce sujet une confusion incroyable ; c'est une véritable tour de Babel.

Quelquefois des cépages très différents sont connus et désignés sous un même nom. D'autres fois le même cépage est cultivé dans des cantons voisins sous plusieurs noms différents.

Les difficultés sont bien plus grandes encore lorsqu'il s'agit de rapprocher les variétés de vignes cultivées en Allemagne, en Suisse, en Italie, en Espagne, etc., de leurs analogues en France.

La nomenclature des cépages varie d'après mille circonstances locales, au point qu'aujourd'hui il est presque impossible de s'y reconnaître.

La multiplicité des noms, cependant, est bien plus grande que celle des espèces, car un même cépage reçoit un nom différent presque dans chaque commune, ou au moins dans chaque canton : c'est ce qui a découragé la plupart de ceux qui se sont consacrés à cette étude (M. d'Armailhacq).

Bosc, qui s'était livré à ce travail, fui forcé d'y renoncer.

« Les inconvénients du défaut de concordance, dit-il, se développent de plus en plus, à mesure que j'avance dans mes recherches. Il y a telle variété qui a cinq ou six noms, et tel nom qui s'applique à cinq ou six variétés différentes. Par exemple, le nom de Gamai qui, dans la Côte-d'Or, indique un si mauvais raisin, s'applique à Lyon et ailleurs à une variété de Pineau qui fournit un vin excellent, etc. »

Les diverses méthodes de classification que l'on a proposées sont loin d'être parfaites, malheureusement
chacune d'elles a son côté faible. Bosc avait commencé un travail

de classification qui semblait devoir être assez satisfaisant ; mais il n'a pas été adopté. Il divisait d'abord les raisins par la couleur, il en faisait deux classes, les noirs et les blancs; —puis, par la forme des grains, ronds ou ovales.

Ensuite il avait égard à la grosseur de ces mêmes grains, selon qu'ils ont 15 mill. de diamètre, ou plus ou moins. Il se fondait sur les feuilles qui sont, dit-il, hérissées, cotonneuses ou glabres ; qui sont profondément divisées ou peu profondément; épaisses ou minces, unies ou bullées, planes ou tourmentées, d'un vert clair ou foncé, plus ou moins longues ou larges, à lobes plus ou moins écartés, etc., il avait ainsi formé cinq divisions.

« Le pétiole qui est ou tout rouge ou strié de «rouge, ou non coloré, en fournit trois autres.
« Ces divers caractères combinés formaient 156 classes où venaient se placer toutes les familles. »

Mais ce grand nombre de classes a effrayé les vignerons ; on a reculé devant les difficultés.

En somme, malgré les efforts et les travaux d'un grand nombre de savants, de botanistes, de viticulteurs très-distingués dont nous avons déjà cité les noms : Rozier, Chaptal, Bosc, Don Simon Roxas, Julien, Metzger, Stoltz, Babo, MM. Hardy, Rendu, Bouchardat, le comte Odart, etc.; il règne encore la plus grande incertitude dans la détermination et la valeur synonymique des espèces et des variétés de vignes cultivées en France.

Aussi, quoique nos savants et honorables collègues et amis, MM. le comte Odart, Hardy, Bouchardat, Pépin, etc., etc., aient bien voulu nous prêter le secours de leurs lumières et de leurs connaissances spéciales, pour nous aider à déterminer les variétés de cépages employées en Suisse, en Allemagne, en Tyrol, pour la cure aux raisins, il nous reste encore bien des doutes sur l'identité et l'exactitude des noms et de la synonymie de plusieurs espèces.

M. Bouchardat semble même croire que la plupart des cépages

étrangers, dont nous allons parler, sont différents de ceux que nous possédons en France.

« Il faut à tout prix, dit M. d'Armailhacq, faire cesser l'état de choses actuel, et avoir une dénomination fixe et généralement adoptée pour chacun de ces cépages; et pour cela, avoir sous les yeux tous les noms qui leur ont été donnés, faire enfin la Synonymie de la Vigne.

« Cette étude, il faut en convenir, offre plus de difficultés qu'on ne le croirait au premier aperçu ; elles proviennent d'abord de la grande multiplicité des noms; en second lieu, du nombre réel des espèces et variétés, qui est assez considérable, quoiqu'il ne le soit moins qu'on s'est plu à le dire; et enfin, de ce que l'on est persuadé que la vigne se modifie par la culture, par le sol et par le climat, de sorte que les caractères propres à distinguer les espèces ne se retrouvent plus. »

Comment donc faire cesser la confusion qui existe aujourd'hui ?

Il nous semble, avec M. d'Armailhacq, qu'il n'y aurai rien de mieux que de faire pour la vigne ce que l'on fait pour les roses, c'est-à-dire de publier, sous les auspices de la société Impériale et Centrale d'agriculture de France et du muséum d'histoire naturelle, un catalogue général ou une nomenclature ampélographique qui serait bientôt adoptée clans toute la France.

La photographié des feuilles, des raisins, etc., déjà utilisée par M. d'Armailhacq, serait, à notre avis, du plus grand secours pour établir, comparer et fixer les caractères des diverses parties delà plante.

Voici quels sont, d'après nous, les caractères généraux sur lesquels on pourrait établir une classification suffisamment exacte.

Jean-Charles Herpin

- Raisin
  - a) Couleur
    - 1° Raisins blancs.
    - 2° Raisins colorés
      - Noirs.
      - Gris-rose
      - Couleurs variées.
  - b) Forme du grain
    - ronde ou sphérique.
    - ovoïde.
  - c) Dimension : Gros, moyen ou petit.
  - d) Peau
    - fine.
    - dure ou épaisse.
  - e) Chair
    - charnue, dure.
    - molle ou pleine de jus.
  - f) Pepins. au nombre de 1, 2 ou 3.

- Grappes
  - Dimensions : grandes ou petites. serrées, espacées ou branchues.
  - Formes : cylindriq., conique, sphéroïdale.
  - Pédoncules :
    - longs ou courts.
    - verts ou rouges.

- Feuilles
  - entières..
  - à 3 lobes.
  - à 5 lobes.
  - laciniées.
    - grandes, moyennes ou petites.
    - à petites ou à grandes dents.
    - à surface supérieure unie ou bosselée.
    - — Surface inférieure glabre ou cotonneuse, etc.
    - jeunes feuilles, vertes ou rougeâtres.
  - Pétioles. . (tiges des feuilles) longs ou courts.

- Sarments
  - droits ou couchés.
  - gros ou petits.
  - gris ou roux.
- Noeuds . . . rapprochés ou écartés.
- Vrilles
  - grandes.
  - petites.
  - branchues.

La couleur, la forme et la dimension des grains des raisins, et des grappes ; la distinction des feuilles en feuilles entières, ou à trois et cinq lobes, le port et la couleur des sarments, etc., peuvent fournir d'excellents caractères pour établir une classification naturelle des variétés de la vigne.

PREMIÈRE PARTIE

Une classification, même systématique, quoique laissant encore quelque chose à désirer, serait assurément bien préférable à la confusion qui existe aujourd'hui sur ce sujet. Les cépages qui fournissent les raisins les plus estimés et le plus généralement employés en Allemagne et en Suisse pour la cure aux raisins, sont :[1]

1. Le *Gutedel* { Chasselas ? / Fendant ?
2. Le *Gros fendant* (Suisse), Rœuschling { Chasselas ? / Fendant ?
3. L'*Œstreicher-Sylvaner*. — Fendant ?
4. Le *Kleinberger-Elbling*. — Mélier. — Gouais ?
5. Le *Burgunder*. — Bourguignon, Pineau ?
6. Le *Rulaender*. — Clæwner. { Gentil gris ? / Auxerrois ?
7. Le *Traminer*. — Fromenté ?
8. Le *Riesling*. — Sauvignon ? Gentil aromatique ?
9. Le *Fleisch-Traube*. — Raisin charnu

I. GUTEDEL. — CHASSELAS OD FENDANT.

Les chasselas blancs ou les variétés de raisins qui s'en rapprochent sont à la tête des cépages les plus estimés pour la cure aux raisins.

Le Gutedel appelé aussi Sussling (Susstraube) sur les bords du Rhin, ressemble à notre chasselas ordinaire, mais les grappes sont moins longues, les grains sont plus serrés, peut-être un peu moins gros que ceux du chasselas ordinaire; ils ont une couleur jaune ambrée, la peau fine et mince, un peu de chair, une saveur douce et légèrement aromatique.[2]

1 Les noms français qui sont en regard des noms étrangers, sont ceux que nous considérons ou que les auteurs ont indiqués comme désignant des espèces ou des variétés semblables, ou du moins fort analogues entre elles. Mais nous le répétons, la plus grande incertitude, c'est-à-dire, la plus grande confusion, règne encore dans la synonymie de la vigne, et il ne faut accepter ces dénominations qu'avec une très-grande réserve.

2 Dans la troisième édition de son Ampélographie universelle, M. le comte Odart

Voici quels sont, d'après Stoltz,[1] les caractères généraux de l'espèce et les caractères propres de la variété blanche du Gutedel ou chasselas.

I. Caractères généraux de l'espèce.

Raisin long, à grains plus ou moins serrés et inégaux, ayant le pédoncule gros et flexible.

Grains de grosseur moyenne, ronds, à pellicule épaisse et croquant sous la dent ; pulpe un peu charnue, d'un goût muqueux-doux fort agréable.
Feuilles de dimension moyenne, de forme allongée, minces, avec échancrures latérales profondes, de couleur vert d'herbe un peu claire et brunie à la naissance de la feuille.

N. B. Cette teinte ou nuance brun-rouge qui s'étend sur la jeune feuille des doucets, forme des caractères constants et des plus saillants de l'espèce, qui se distingue, en outre, par la longueur de ses vrilles.

II. Caractères propres à la variété primitive à raisins blancs.

Tige vigoureuse, ayant l'écorce adhérente ; sarments d'un an, droits, finement cannelés, de couleur rouge brun après leur aoûtement et ternis de gris de plomb. Nœuds peu gros, boutons saillants, obtus, à pointe cotonneuse enveloppée d'écaillés brunes.

Feuille de moyenne dimension, mince, molle au toucher, lisse ou glabre, parfois, un peu réticuleuse, ou comme on dit, nervoso-veinée en dessus, et souvent recourbée en dedans ; de forme oblongue, tri ou quinquélobée, lobe du milieu prédominant avec échancrures latérales profondes en forme d'un V ; celles des lobes inférieurs moins profondes; de couleur vert d'herbe en dessus et maculée de jaune vers le temps de la maturité du raisin, un peu pâle et sans coton en dessous, se détachant de bonne heure;
avait dit, page 277 : « Les Gutedel sont des fendants de la Suisse plutôt que des chasselas. » Mais depuis lors notre savant ampélographe paraît avoir changé d'opinion.

1 Ampélographie rhénane, p. 170.

denture courte et un peu irrégulière.

Grappe longue de 12 à 16 centimètres, à grains souvent inégaux, tantôt plus, tantôt moins serrés et entremêlés d'ordinaire de petits grains qui restent à l'état de vertus, suivant que la floraison a été plus ou moins favorisée par la température ; composée ou ailée le plus souvent à sa partie supérieure. Pédoncule de la grappe plus ou moins long, délié d'ordinaire et flexible, vert clair terni de rouge.

Grains de grosseur moyenne, des fois plus que moyenne, ronds, transparents, d'un blanc verdâtre, devenant jaunâtre et se couvrant de taches rousses du côté frappé par les rayons solaires, sous une bruine blanche très-mince. Chair ou pulpe un peu ferme, de saveur doux-muqueuse, et agréable déjà, dès la première période de sa maturité. Maturité assez précoce à bonne exposition et en terrain chaud.

Dans le Haut-Rhin, dit Stoltz, on distingue le chasselas ou doucet blanc, en chasselas à grains mous et en chasselas à grains croquants. Ailleurs on a un chasselas à grains verts et un chasselas à grains jaunes. Ce dernier, qui est sûrement une variété secondaire ou dégénérée du chasselas vert-blanc, est d'une végétation plus faible; ses feuilles sont plus jaunes et ses raisins moins longs, à grains moins serrés et de couleur blanc-jaune.

2. Variété rouge.

La variété rouge du chasselas présente, à l'exception de la couleur rouge clair, quelquefois rouge sale des grains du raisin, tous les autres caractères propres au chasselas blanc croquant.

Nous connaissons en France plusieurs variétés de chasselas, et particulièrement le chasselas de Thomery ou de Fontainebleau; le chasselas royal, selas hâtif; le petit chasselas, le chasselas blanc, jaune, rose, etc.

En Allemagne il y a le Koenig's Gutedel (chasselas royal), — Pariser Gutedel (chasselas de Paris), —Spanischer Gutedel (chasselas d'Espagne), — Krach Gutedel (chasselas croquant). Il y a aussi plusieurs variétés de Gutedel blanc et rose.

II. LES FENDANTS.
Chasselas (M. le comte Odart), —Gross Roeuschling (Stoltz). — Elbling Gutedel (Babo).

Dans le canton de Vaud en Suisse, sur le bord du lac Léman, à Vevey, à Montreux, etc., on fait usage spécialement pour la cure, de raisins blancs appelés fendants ainsi nommés parce que quand on les comprime entre les doigts, au lieu de s'écraser, ils se fendent en deux parties. Il y a deux variétés de fendants, le vert el le roux (c'est-à-dire jaunâtre).

Le fendant de Montreux est un raisin blanc, assez gros, très-ressemblant à notre chasselas commun. Les grappes ont de 10 à 12 centimètres de longueur.

Les grains sont sphériques ; ils ont à peu près la même grosseur que ceux de notre chasselas, mais ils sont plus serrés et plus rapprochés les uns des autres. Ils n'ont pas la couleur jaune ambrée qui distingue ce dernier, mais ils ont la même saveur, la peau fine; ils sont un peu charnus, juteux et fort agréables à manger.

« Les raisins du fendant vert (canton de Vaud), qui sont nombreux et un peu plus sucrés que nos chasselas communs, dit M. le comte Odart, n'acquièrent jamais leur couleur dorée. Les feuilles sont touffues et tourmentées; le bois est plus chargé de vrilles que les chasselas.

« Les fendants et les chasselas, ajoute le même auteur,[1] ont de tels rapprochements que je les regarde comme étant de la même famille. Lullin, de Genève, M. Hardy, etc., partagent cette opinion.»

Stoltz[2] pense que le gros fendant n'est point un chasselas, mais bien un Roeuschling.

---

1 Ampélographie universelle, 5e édition, 1862, p. 295.
2 Ampélographie rhénane, p. 170.

«Nonobstant l'opinion de Stoltz, dit M. le comte Odart je persiste dans mon sentiment.»

Babo dit que le Gutedel, Doucet ou Sussling, ou chasselas de France, est cultivé sur les bords du lac de Genève, sous le nom de fendant.

Enfin, le même auteur prétend aussi que le fendant vert du lac de Genève est l'Elbling des bords du Rhin,[1] mais « il est difficile de croire, ajoute Stoltz, que le fendant vert du Vaud soit le chasselas ou l'Elbling. »

« Les plants, dont se compose la presque totalité de nos vignes (à Vevey), dit M. le docteur Curchod, sont deux variétés de chasselas, appelées fendant : le vert et le roux.

« Les raisins non fendants, dont le nom vulgaire de foireux indique une propriété laxative plus prononcée, se rapprochent des fruits juteux, tels que la cerise, la pêche. Leur grappe est en général ramassée et serrée, leurs grains ont une peau tenace; lorsqu'ils sont pressés entre les doigts, le jus sort par le point d'attache sans que la peau se fende; de là leur nom de giclets. »

Voici quels sont, d'après Stoltz, les caractères de l'espèce gros-fendant appelée gross-Roeuschling :

      I. Caractères distinctifs généraux de l'espèce.

Raisin de volume moyen, quelquefois grand, ailé, souvent presque simple, pendant, à grains inégaux.

Grains juteux, à chair tendre, un peu croquants; pellicule assez épaisse, mais molle, se fendant et pourrissant facilement.

Feuilles rondes, peu échancrées, plus ou moins feutrées en dessous ; pétioles gros et velus.

---

[1] Stoltz, p. 172.

Jean-Charles Herpin

II. Caractères propres aux variétés primitives.

Variété blanche.
Tige ou tronc de grosseur moyenne, ayant l'écorce gercée. Sarments d'un an, assez nombreux, droits et flexibles, finement rayés ou sillonnés, de couleur brun clair ou rouge-brun, lorsqu'ils sont mûrs, ce qui arrive de bonne heure, et ternis de gris parsemé de points noirs.

Feuille grande (de 18 centimètres en tous sens), ronde, quelquefois entière, le plus souvent trilobée et aussi quinquélobée, avec échancrures peu profondes et cordiformes à leur base, glabre, mais profondément sillonnée en dessus, et de couleur vert sale foncé, plus ou moins lanugineuse et comme feutrée en dessous, devenant concave vers l'époque des vendanges. Denture irrégulière, dents obtuses et courtes ; pétiole gros, rude et velu, rouge cramoisi ou vert terni de rouge-violet. Elle jaunit et se détache d'assez bonne heure.

Raisin gros, long (de 10 à 15 centimètres), ailé ou à grappilles pendantes, quelquefois simple. Pédoncule long (de 4 à 6 centimètres), gros, facile à rompre lorsque le raisin est mûr, vert terni de violet, couleur qui s'étend sur les grappilles supérieures. Pédicelles longs, un peu renflés vers les deux extrémités et verruqueux, verts avec facette brune.

Grains de 9 à 10 millimètres, le plus souvent inégaux, ronds, rarement longuets, assez serrés à la grappe quand elle a défleuri sans encombre; autrement peu serrés ; d'un blanc verdâtre ou rose parfois, avec veines blanchâtres en réseau, sous une bruine grisâtre, transparente lorsqu'on efface celle-ci, tachés quelquefois (taches d'un brun sale) du côté exposé aux rayons du soleil. Pellicule plus ou moins épaisse mais molle, se crevassant facilement lorsque le grain est mûr; chair un peu croquante, tendre et juteuse, d'une saveur souvent insipide et acidulé, comme herbacée, d'autres fois assez douce et agréable, sans arôme.

Suivant l'auteur de l'Ampélographie universelle, la variété du gross-Roeuschling à grains rouges, existerait dans les vignobles du canton de Vaud (Suisse), sous le nom de Fendant-roux. M. le comte Odart croit que le Fendant-roux est la même variété que le Chasselas rose de la Pomone française. « Nous ne le pensons pas, dit Stoltz, p. 171. Ce dernier, qui n'est autre que le chasselas rouge de France, est le Roth- Sussling du haut Rhin. »

III. L'ŒSTERREICHER (l'autrichien).
Sylvaner— Franke — (feuille-ronde) — chasselas ou fendant? —

C'est un raisin blanc plus court et plus serré que notre chasselas commun. Les grains sont rapprochés, sphériques, moyens ou un peu moins gros que ceux de notre chasselas de Fontainebleau, d'une couleur n peu verdâtre, à peau mince ; le raisin est juteux quoique ayant un peu de chair; il a une saveur douce et très-agréable.

C'est une des meilleures espèces pour la table, et celle dont on fait le plus généralement usage, qui est le plus estimée à Durkheim, pour la cure.

A Bingen ce raisin m'a paru moins bon; et il était moins mûr qu'à Durkheim à la même époque.

L'Oesterreicher de Durkheim a plutôt l'aspect des fendants de Vevey que de notre chasselas commun.

Voici, d'après Stoltz, les caractères de l'espèce Feuille ronde, vulgairement Sylvaner — Oesterreicher :

I. Caractères distinctifs généraux de l'espèce.

Raisin de grandeur moyenne, à grains serrés; simple, quelquefois rameux ou composé.

Grain à chair tendre, un peu croquant, succulent et doux.

Feuille ronde, trilobée, peu échancrée, parfois entière.

Jean-Charles Herpin

II. Caractères propres aux variétés primitives.

Variété blanche primitive.
Tige de grosseur moyenne, ayant l'écorce de couleur claire et gercée ; sarments de l'année peu longs, gros et ronds, un peu en zigzag et comprimés en dessous, moelleux et cassants, d'un brun clair ou jaune-brun, rayés et pointillés lorsqu'ils sont mûrs, rougeâtres près des nœuds (ceux-ci sont saillants et distants de 8 à 10 centimètres) ; avec rameaux secondaires assez nombreux et de fortes vrilles, mûrissant tard et rarement d'une manière complète, la pointe restant souvent verte sous le climat rhénan.

Feuille de grandeur moyenne (12 centimètres), une des plus rondes, presque entière ou du moins peu échancrée, trilobée, rarement quinquélobée, d'un vert clair ou jaunâtre, souvent pointillée, le plus ordinairement lisse et comme vernie en dessus, quelquefois un peu raboteuse ou sillonnée ; un peu plus pâle et finement veinée ou drapée en dessous, sans coton, parfois un peu velue sur les nerfs, dents larges et obtuses, intercalées de plus petites et plus pointues. Pétiole court et vert, parfois terni de rouge.
Les feuilles ne tombent ordinairement que tard (vers la Saint-Martin).

Raisin de grandeur moyenne (6 centimètres de longueur, quelquefois un peu plus long), obtus, de forme conique ou ovale (Babo dit cylindrique), un peu composé dans sa partie supérieure. Pédoncule gros, peu long, vert et flexible ; pédicelles courts, verts et finement verruqueux. Grains médiocrement gros et ronds (10 à 12 millimètres en tous sens), quelquefois un peu longuets, à surface unie, le plus souvent assez serrés, sans verjus ; de couleur vert clair, et là où le raisin est exposé aux rayons solaires, d'un jaune vert; pointillés et tachés (taches d'un brun sale), presque transparents avec bruine gris clair; mous, un peu croquants ou pulpeux, et néanmoins juteux, se détachant difficilement du pédicelle auquel ils laissent un fort pinceau de la chair; s'entr'ouvrant facilement après être parvenus à parfaite maturité, principalement quand le cep est jeune et qu'il est planté dans un terrain fraîchement fumé, ou lorsque le temps qui précède la vendange est pluvieux. Le goût du grain, lorsqu'on le mâche, est doux-mielleux ou doux-muqueux, pourvu d'un arôme agréable sui generis, difficile à définir.

IV. Le KLEINBERGER.
Le Kleinberger blanc de Rudesheim et du Rheingau, badois et la Bergstrasse; Burger en Alsace, etc.

C'est un raisin blanc, moyennement fort, ayant de gros grains un peu serrés, de couleur verdâtre, et contenant beaucoup de jus aqueux ou peu sucré, d'une maturité un peu tardive ; mais hâtive, suivant Fenner de Fenneberg.

Il ressemble à notre métier suivant Julien;— au gouais blanc suivant Stoltz.

Il y a plusieurs variétés de Kleinberger : blanche, rouge et noire.

Le gros Kleinberger (Palatinat, Bergstrasse) a les grains très-gros et remplis de jus ; la peau fine ; il est transparent comme du cristal : c'est l'une des meilleures espèces pour la cure (Fenner de Fenneberg, Doëring).

Caractères de l'espèce commune—(Gemeine Traube), vulgairement : Elbling ou Kleinberger, d'après Stoltz:

I. Caractères généraux de l'espèce.

Raisin souvent grand, d'ordinaire composé dans sa partie supérieure, quelquefois simple; à grains très-rapprochés si la température a été sèche pendant la floraison ; dans le cas contraire, à grains plus espacés et inégaux, en partie petits.

Grains de grosseur un peu plus que moyenne, rondoblongs, quelquefois tout ronds; pédicelles courts, renflés et verruqueux; pellicule mince; chair juteuse.

Feuillets souvent amples, rugueuses, trilobées, peu incisées d'ordinaire; pétiole court, dentures à deux séries.

Jean-Charles Herpin

II. Caractères propres aux variétés primitives.

Variété blanche primitive.
Cep de port vigoureux, ayant l'écorce rude, très-gercée et peu adhérente bourgeonnement assez précoce.

Sarments de l'année droits, ronds, sillonnés, vigoureux dans les terrains riches ou forts et humides, plus déliés dans un sol maigre et sec; en général, moelleux et cassants; de couleur jaune clair, rayés de brun, devenant souvent grisâtres pendant l'hiver; nœuds un peu saillants et plus foncés que les entre-nœuds, distants de 34 à 64 centimètres ; boutons gros, un peu aplatis, clos et bruns.

Feuilles de grandeur moyenne, grandes aux jeunes souches et dans les terrains fertiles ; de forme ronde ou triangulaire; trilobées d'ordinaire, lobes faiblement indiqués ; bordées de grosses dents, alternant avec de plus petites qui, parfois, sont comme assises sur les grosses; rugueuses ou sillonnées en dessus et de couleur verte plus ou moins foncée ; plus pâles en dessous, par l'effet du duvet cotonneux qui recouvre cette face, et qui, près des nervures surtout, est assez adhérent. Pétiole tantôt long, tantôt court, médiocrement gros, formant un angle assez aigu avec la feuille ; souvent cannelé vers sa partie supérieure, vert-jaunâtre terni de rouge presque violet, jusqu'à teindre la base des nervures.

La chute des feuilles s'opère d'ordinaire tard, à moins qu'elles ne soient frappées par une gelée précoce.

Grappes nombreuses d'ordinaire, si le débourrement s'est fait sans obstacle; de volume moyen, parfois grandes, de 8, 10 à 15 centimètres de longueur; très-souvent simples, d'autres fois composées à leur partie supérieure; de forme allongée pyramidale, souvent aussi cylindrique; à grains très-serrés et même superposés, assez égaux, si la fructification pendant la floraison a été complète; moins serrés mais plus gros/lorsqu'une partie des petites rosaces de la grappe à fleurs a coulé et que les grains se sont développés en plus petit nombre; enfin, à grains plus espacés encore et très-inégaux (quelques-uns grands, le reste très-petits) lorsque la fécondation n'a pu se compléter que sur un petit nombre de fleurons. Rafle forte. Pédoncule de longueur moyenne, gros et flexible, un peu difficile à rompre; vert-rougeâtre ou gris. Pédicelles courts, assez renflés et verruqueux.

Grains en général de grosseur un peu au-dessus de la moyenne, un peu oblongs, d'autres fois ronds ou à peu près; de couleur vert-blanc sous une bruine blanche, si le raisin pend à l'ombre des feuilles; d'un jaune clair, quelquefois doré et taché de brun, lorsqu'ils ont été frappés pendant un certain temps par les rayons du soleil après être devenus juteux; le plus souvent à pellicule peu épaisse; chair tendre et juteuse; jus de saveur sucrée et vineuse, un peu gommeux lorsque le raisin a mûri par un temps sec ; souvent un peu acre, alors, avec un léger arôme d'abricot ; qualités plus ou moins prononcées suivant le degré d'élaboration du suc des grains et la juste proportion de ses principes constituants.

En détachant un grain de son pédicelle, il reste souvent adhérent à ce dernier un petit pinceau de chair avec un ou deux pépins qui, d'ordinaire, se rencontrent au nombre de quatre à cinq, lorsque la grappe a bien défleuri; dans le cas contraire, il y en a toujours deux ou trois d'avortés.

V. LE BURGUNDER (Bourguignon).
Pineau-Moréote, de Stoltz ?

Raisin noir à grains ronds, moyens; il ressemble à notre pineau.

Il est tonique, astringent, et il a été souvent employé avec succès contre les diarrhées atoniques.

Caractères de l'espèce Moréote (Burgunder — Pineau), d'après Stoltz :

I. Caractères distinctifs généraux de l'espèce.

Raisins de grandeur moyenne, quelquefois petits, à grains d'ordinaire serrés (dans les bons terrains et dans le jeune âge du cep particulièrement), simples ou peu composés, de forme cylindrique ou cylindro-conique; pédoncule court, fort et flexible.

Gravis ronds-oblongs, juteux, à chair sucrée et un peu parfumée, à pellicule le plus souvent mince.

Feuilles de grandeur moyenne, un peu allongées, souvent entières ou peu incisées, d'autres fois trilobées, avec pétiole long ; presque lisses en dessus, à surface unie ; légèrement cotonneuses en dessous, parfois sans coton, celui-ci peu adhérent. Elles tombent de bonne heure. Bourgeonnement précoce.

II. Caractères propres aux variétés primitives.

1. Variété primitive à raisin noir (comme la plus cultivée).

Tronc ordinairement peu gros, si ce n'est dans un terrain riche et lorsque le jeune plant provenait de ceps non dégénérés ; écorce fine plus ou moins adhérente, quelquefois gercée.

Sarments d'un an, d'ordinaire droits, peu longs, déliés, nus, assez tendres, peu moelleux, d'un rouge-brun clair, quelquefois foncés, pointillés; nœuds un peu plus saillants que le reste du sarment et distants de 7 à 10 centimètres; grappillons peu nombreux, vrilles peu rameuses et opposées aux feuilles.

Bourgeonnement précoce, bourgeons très-pointus, un peu cotonneux, peu gommeux, formant un angle aigu avec le sarment; celui-ci mûrit un peu tard, et son extrémité libre reste souvent verte ou incomplètement mûre sous les 48°, 49°, et 50° degrés de latitude septentrionale.

Feuilles de grandeur moyenne, un peu allongées (14centimètresenlongueuretHcentimètres en largeur); variant entre la forme ronde et la forme triangulaire, quelquefois presque orbiculaires ; souvent entières, surtout sur les souches jeunes et vigoureuses, ainsi qu'au bas du sarment, ou presque entières, parfois plus ou moins découpées, trilobées ou semi-quinquélobées, avec sinus latéraux peu profonds et un peu arrondis ; sinus delà base aigu ; lobe du milieu tantôt un peu pointu, tantôt plus obtus, presque en losange, à base tantôt large, tantôt étroite, suivant le plus ou le moins de profondeur des échancrures latérales; lobes latéraux quelquefois au nombre de deux de chaque côté, se terminant en pointes, avec dents en deux séries, moyennes entre l'aigu et l'obtus ; de couleur un peu blanchâtre ; cotonneuses sur les deux faces, et bordées de rouge en naissant ; plus tard, d'un vert plus ou moins foncé en dessus avec un léger duvet cotonneux, ou nues et unies, pâles en dessous et à réseau, le plus souvent avec un peu de coton dans l'angle des nervures; coton peu adhérent ; elles rougissent très souvent, tantôt sur leur bord seulement, tantôt sur toute la surface, excepté près des nervures où la couleur est d'un jaune pâle; le rouge est d'ordinaire plus clair là où se perd dans le jaune que vers le limbe de la feuille. Celle-ci tombe ordinairement après la première gelée d'automne. Pétiole long de 7 à 10 centimètres, peu fort, velu, rouge-carmin ou vert avec rayures rouges sur les jeunes souches ; souvent tout vert.

Raisins de dimension moyenne, quelquefois petits (de 7 à 10 centimètres), simples ou du moins peu composés. Grappes partielles courtes, de forme cylindrique ou cylindro-conique. Rafle assez forte avec pédoncule court, le plus souvent gros, flexible, ligneux et cassant, vert ou gris-rougeâtre. Pédicelles courts, peu renflés, peu verruqueux, verts ou rouges.

Grains de 12 millimètres de longueur et de 11 de grosseur, quelquefois plus petits, à surface égale, ronds ou ronds-oblongs, assez serrés à la grappe dans de bons terrains et lorsque le cep n'est pas décrépit par l'âge d'autres fois plus disséminés et entremêlés de petits grains ou de quelques grains verjus ; de couleur noire en apparence, sous une légère bruine bleuâtre, mais paraissant être d'un rouge pourpre ou de couleur de rubis quand on les tient entre l'œil et la lumière, peu transparents du reste. Stigmate petit, persistant, blanc et central. Pellicule plus ou moins mince, suivant le degré de maturité du grain. Cette maturité est assez hâtive entre 45° et 50° de latitude septentrionale; le grain est aussi plus ou moins juteux; le suc un peu gommeux à la parfaite maturité du raisin,

Jean-Charles Herpin

et en même temps sucré, un peu acre et légèrement parfumé. Le grain mûr se détache facilement de son pédicelle eu y laissant un petit pinceau rouge foncé. Chaque grain contient ordinairement deux ou trois pépins jaspés gris, ou d'un jaune rougeâtre.

VI. Le RULAENDER.
Le Rulaender est une variété gris-rouge du cépage moréote (Stoltz).

Il porte ce nom dans le Rheingau, la Bergstrasse, la Bavière rhénane. Ailleurs il porte celui de Tokayer, Grauclaevner, Robe de capucin, Edel Claevner (gentil gris), etc.

Grappe moyenne ou petite, grains sphériques assez serrés, de grosseur moyenne, couleur roussâtre, (pelure d'oignon) peau fine ; beaucoup de jus sucré, d'une saveur agréable; il ressemble à l'Auxerrois de la Moselle, et paraît analogue.

Au Pineau cendré de Bourgogne (Odart) ; au Pineau gris, Beurret (Bourgogne), Fromenteau ou Fromenté gris (Champagne), Auxerrois (Auxois), petit gris (Moselle), Malvoisie grise, Auvernat gris (Touraine).

Il y a une variété noire à Rulaender qui se rapproche du Morillon (Bourgogne).

Du Petit noir (Moselle).

Du Plant de roi, Pineau noir, Tresseau (Yonne).

De l'Auvernat noir (Orléanais) ?

La variété blanche se rapproche du plant doré (Champagne); du Morillon blanc, Pineau blanc (Bourgogne) ; du Fromenté (Aube).

VII. TRAMINER, GENTIL-DURET.
Fromenté, Fromenteau, Roth Klaevner? (Originaire du Tyrol.)

Grappe moyenne de 8 à 9 centimètres, plus grande que le Rulaender.

Grains un peu oblongs, un peu charnus, assez serrés ; couleur rouge clair ou rose.

Peau épaisse et coriace ; peu juteux ; saveur sucrée, un peu acre et aromatique.

Ce raisin passe pour échauffant ou excitant; il mûrit fin septembre, produit de bon vin.

Il y a le gros et le petit Traminer; le rouge et le blanc.

Dans le Rheingau, on confond quelquefois le Traminer avec le Riesling rouge clair.

Stoltz pense que le Traminer blanc est analogue au cépage qui produit le vin d'Arbois.

Les caractères qui différencient les Traminer des Pineaux sont la forme rameuse et pyramidale des grappes, la peau dure, la forme oblongue des grains, leur goût sucré et en même temps un peu acre, leur maturité plus tardive et le velouté du dessous des feuilles (C'° Odart— Stoltz).

Le Grün Traminer est le Savagnin vert du Jura.

Le Weiss Traminer est le Fromenté blanc de l'Aube (Cte Odart.)

Caractères de l'espèce GENTIL-DURET (Edler Harthaeuter)
vulgairement Traminer, d'après Stoltz.

I. Caractères distinctifs de l'espèce.

Sarments rampants, grêles.

Raisins de moyenne grandeur (8 à 9 centimètres de longueur), à grains d'ordinaire serrés; de forme pyramidale, peu longs, obtus, à pédoncule court. Grains ronds oblongs, à pellicule épaisse et coriace, un peu charnus, d'un goût sucré et un peu aromatique.

Feuilles presque rondes, trilobées, peu incisées, parfois entières, à pétiole court; surface supérieure unie, légèrement cotonneuse, l'inférieure très-cotonneuse.

II. Caractères propres aux variétés primitives.

1° Variété primitive rouge clair.

Tronc de grosseur moyenne, écorce peu gercée ou peu écailleuse.

Sarments rampants, souvent grêles, ordinairement peu longs (à moins que le cep ne végète en terre substantielle), d'un brun rouge foncé lorsqu'ils sont aoûlés, un peu grisâtres et pointillés supérieurement, flexibles, avec nœuds saillants et assez rapprochés, mûrissant tard et rarement d'une manière complète sous le climat rhénan.

Feuilles de moyenne grandeur (10 centimètres en tous sens), presque rondes, trilobées, peu incisées ou échancrées, quelquefois entières, blanc-cotonneuses, en naissant bordées d'une auréole rouge-violet; après leur entier développement, d'un vert bleuâtre en dessus, laissant apercevoir quelques filaments d'un coton soyeux, couvertes en dessous d'un coton plus épais et assez adhérent. Denis arrondies et courtes. Pétiole court, peu gros, vert et rayé de rouge violet jusqu'à teindre la base des nervures. Les feuilles jaunissent et tombent de bonne heure.

Raisins assez abondants tant que le cep est jeune, de moyenne grandeur (8 à 9 centimètres de long), larges et rameux à leur partie supérieure, de manière à présenter la forme d'une pyramide renversée ; pédoncule ordinairement court, vert et flexible, souvent avec un grappillon au nœud; pédicelles courts, déliés et verruqueux.

Grains de grosseur moyenne (12 à 14 millimètres), un peu oblongs, quelquefois presque ronds, plus ou moins serrés et entremêlés de quelques grains verjus d'un rouge clair, couverts d'une bruine grisâtre. Quand on les tient entre l'œil et la lumière, on remarque sur un fond jaunâtre et transparent une multitude de stries d'un rouge cinabre. La surface du grain est unie, pointillée, ombiliquée ; sa pellicule épaisse et coriace forme un des traits les plus caractéristiques de ce raisin. Le grain, quand il est mûr, est d'un goût sucré aromatique et contient une notable proportion de parenchyme, ce qui le rend peu juteux. Il est très-sujet à se détacher, lorsqu'il est arrivé à maturité complète, laquelle s'annonce par un petit pinceau rouge de feu qui reste au pédicelle quand on en arrache le grain. Celui-ci contient d'ordinaire trois pépins.

2° Variété primitive à raisin blanc.

Cette variété porte tous les caractères de celle à raisin rouge, à l'exception de la couleur du grain de son raisin, qui, dans la première, est ordinairement d'un vert blanc pointillé, avec des taches d'un brun sale au côté exposé aux rayons du soleil.

Les variétés rouges et blanches du Traminer sont sujettes à dégénérer par suite de l'âge ou d'un mauvais terrain ; les sarments sont alors plus déliés, plus faibles, les feuilles plus petites et souvent plus échancrées, les grains moins grands et moins serrés à la grappe (Stoltz).

VIII. Le RIESLIKG.
Klingelberger— Gentil aromatique —Sauvignon (Stoltz et M. Odart).

Il y a plusieurs variétés : blanche, verte, rouge et noire; il y a aussi le gros et le petit Riesling. Le petit Riesling blanc de Durkheimest très-répandu dans le Rheingau; il est cultivé particulièrement au Johannisberg, à Rudesheim, à Hochheim, et produit un excellent vin qui se conserve pendant longtemps.

Grappe petite.— Grains petits, sphériques, serrés, de couleur verdâtre.

Peau dure, marquée de petits points, peu de jus; assez sucré.

Saveur aromatique, musquée, agréable.

Il ressemble au Sauvignon du centre de la Stoltz croit que c'est un Sauvignon.

Le Riesling noir produit le meilleur vin de Durkheim.

Il porte aussi les noms de Tokai noir (Blauer Claevner).

Il paraît analogue à notre Morillon noir, ou Petit noir, ou Noirien de [Bourgogne; franc Pineau, Auvernat noir?

Grappe petite.

Grains sphériques, noirs, peu serrés.

Peau fine, jus sucré, d'une saveur agréable.

Mûrit de bonne heure.

Voici les caractères que Stoltz assigne à l'espèce Gentil aromatique (Eddle-Gewûrz-Traube), vulgairement Riesling :

I. Caractères dislinctifs généraux de l'espèce.

Sarments droits, déliés, flexibles.

Raisins assez nombreux, de grandeur moyenne, quelque fois petits, le plus souvent composés, avec quelques petits grains ; peau molle ; chair tendre, un peu pulpeuse, d'une saveur sucrée et très-aromatique.

Feuilles tri- et quinquélobées, quelquefois entières, sinuées et souvent parsemées de bosselures en dessus; cotonneuses à l'envers, quelquefois velues et cotonneuses, coton persistant. Feuilles non persistantes.

II. Caractères propres aux variétés primitives.

Variété primitive à raisin blanc.

Tronc ordinairement peu gros, ayant l'écorce plus dense, moins gercée el plus rembrunie que ne l'est celle de la plupart des autres cépages.

Sarments nombreux, plus ou moins longs, droits, déliés, tendres et flexibles, de couleur jaune clair, rayés de brun, devenant gris lustré ou comme argentés, après la chute des feuilles et parsemés irrégulièrement de petits points noirs; ils mûrissent de bonne heure. Leurs nœuds sont un peu saillants, assez rapprochés, excepté sur les sarments qui poussent immédiatement de la souche. Les boutons sont aigus; les rameaux secondaires sont assez nombreux; on y voit quelques grappillons.

Feuilles de dimension moyenne, quelquefois petites, épaisses, un peu rugueuses ou sinuées, fort souvent huilées (couvertes d'une espèce de petit champignon), de forme irrégulière, tantôt presque entières et sous-orbiculaires, tantôt plus allongées; tri- ou quinquélobées, avec échancrures plus ou moins profondes et ordinairement arrondies ; denture courte et inégale ou à deux séries. Couleur vert foncé, à luisant terne en dessus, devenant jaune marbré à l'époque de la vendange ; vert pâle ou vert gris en dessous à cause du coton qui couvre cette face, parfois lanugineuse et velue à la fois. Le coton est adhérent. Pétiole de la feuille de longueur et de grosseur moyennes, velu, vert, terni de rouge violet plus ou moins intense et jusqu'à teindre la base ou l'empâtement des nervures. Les feuilles tombent des premières après la vendange.

Raisins assez nombreux. Grappe ordinairement courte, quelquefois plus allongée (de 8 à 12 centimètres); elle figure parmi les plus petites des cépages cultivés dans la vallée du Rhin. Sa forme est cylindro-conique; elle est composée à sa partie supérieure; le pédoncule est court, médiocrement gros et très-fragile lorsque le raisin est mûr; les pédicules sont longs en proportion du volume du grain, avec bourrelet renflé et garni de petites verrues.

Grains tantôt serrés, tantôt un peu disséminés sur la grappe, de 10 millimètres environ de grosseur, quelquefois Plus menus ou entremêlés de grains plus petits; ronds et comme comprimés à leur base, quelquefois un peu oblongs, à superficie unie, avec stigmate persistant et gros; de couleur verdâtre ou jaune clair avec veines vertes; pointillés, demi-transparents; lors d'une maturité très-avancée, quelquefois légèrement rosés ou brunis; sous-bruine légère d'un gris blanc ; ils se séparent peu facilement de leur pédicelle, auquel ils laissent un petit pinceau de pulpe. Pellicule épaisse, mais molle ; chair pas très-juteuse, d'une saveur très-sucrée à parfaite maturité et très-aromatique; dans un état de maturité moins complète, cette saveur est toujours un peu acide. L'arôme est très-fin, de nature toute particulière et propre à cette seule espèce.

Leinweber[1] le compare à celui qui résulterait d'un mélange de cannelle, de noix muscade et de poivre de la Jamaïque; quant à moi, je crois devoir le rapporter à celui d'un mélange de cannelle, d'écorce d'orange et de clous de girofle.[2]

IX. FLEISCH TRAUBE — VAELTELINER (Stoltz).

C'est un gros raisin de couleur rose-noir à gros grains charnus; comme le noir de Lorraine.
Voici les caractères de l'espèce Valtelin, d'après Stoltz :

I. Caractères généraux de l'espèce.

Raisin grand, rameux, pyramidal, le plus souvent à grains serrés, à pédoncule court et gros.

Grain de dimension moyenne, pellicule épaisse, suc pulpeux, pédicelle délié, vert clair.

---

1 Dissertatio de vino Wertheimensi. Altorf, 1714.
2 Stoltz, p. 2.

PREMIÈRE PARTIE

Feuille grande, mince, molle, lisse et même luisante, profondément lobée, avec pétiole long et délié.

Le raisin de la variété rouge est le plus souvent long, ailé, de forme pyramidale, à grains plus ou moins serrés, quelquefois superposés; avec pédoncule court, dur, vert mêlé de rouge; pédicelles longs, minces, peu verruqueux et bleuâtres.

Grains de grosseur moyenne et un peu inégaux, tantôt un peu oblongs, tantôt sphériques; de couleur rouge pâle, et lorsque le raisin a été frappé par le soleil, d'un rouge bleuâtre sous une bruine grisâtre, avec quelques grains verjus. Pellicule épaisse et molle, suc un peu pulpeux, un peu gommeux, d'une saveur douce et agréable (sans âcreté) lorsque le grain est bien mûr, mais presque insipide si la maturité n'est pas parfaite.

Dans toute la vallée du Rhin et sur les bords du Mein, on nom vulgaire est grosse Fleischtraube, rothe Fleischtraube. Dans le Rheingau, on cultive cette variété sous les noms de *grosser Traminer*, fleischrother Traminer, ce qui, probablement, a donné lieu à l'erreur commise par le comte Odart, qui place le Valtelin dans la famille des Traminer (Gentil-Duret), desquels il se distingue pourtant par de nombreux traits caractéristiques.[1]

Placée dans un site défavorable et sur un terrain froid, la variété rouge a cela de particulier, dit Babo, que le grain de son raisin ne se colore presque jamais en entier, le côté ombragé gardant la couleur verte. Cette particularité est, selon cet auteur, un signe distinctif du Valtelin rouge, lorsqu'il se trouve cultivé en mélange avec d'autres variétés rouges, auxquelles le nom de Voelteliner est appliqué en commun ; aussi l'appelle-t-on alors le gros Valtelin vert (grossergrûner Voelteliner).

Telles sont les principales espèces et variétés de raisins employées et recommandées pour la cure, en Suisse et en Allemagne.

En parlant du mode d'administration et d'emploi du raisin,

---

1 Stoltz, p. 69.

comme agent thérapeutique, nous ferons connaître les espèces qu'il conviendra de choisir préférablement, dans telles ou telles circonstances données, suivant les indications et le but que l'on veut atteindre. Si nous avons insisté longuement sur la description de certaines espèces de raisins les plus recommandées par les médecins d'Allemagne c'est parce que les effets médicamenteux de ces espèces sont bien connus, expérimentés et bien .constatés; c'est, d'un autre côté, parce que l'on peut trouver, partout en France, des variétés, sinon identiques, du moins analogues aux variétés étrangères que nous avons fait connaître et qui sont probablement douées des mêmes propriétés curatives.

PREMIÈRE PARTIE

DEUXIÈME PARTIE
CHIMIE.

CHAPITRE PREMIER
DE LA COMPOSITION CHIMIQUE DES RAISINS.

Bien que les variétés de cépages et de raisins soient fort nombreuses, ceux-ci néanmoins sont toujours composés par les mêmes éléments chimiques principaux, à savoir : l'eau, la glucose ou sucre de raisins, l'acide tartrique, quelques sels : le bitartrate de potasse, etc., mais dans des proportions très-différentes.

100 parties en poids de raisins (chasselas) frais, des environs de Paris, sont formées comme il suit, d'après Berthier :

Rafles.	4,2
Marc.	22,0
Jus filtré.	73,8
	100,0

100 parties de raisins noirs (Pineau) des environs de Paris ont donné :

Rafles.	3,6
Marc.	24,0
Jus filtré.	72,4
	100,0

Poids spécifique. — La densité de l'eau à + 12°,5 étant supposée de 1000, celle du jus de raisins ou d'un moût,[1] de qualité médiocre= 1050 et celle d'un bon moût= 1070 à 1080. — Celle d'un moût supérieur, dans les bonnes années, dans le centre de la France, le midi de l'Allemagne = 1090 à 1100. Enfin celle des moûts très-riches, du midi de la France, de l'Italie et de l'Espagne = 1110, c'est-à-dire qu'un litre de ces moûts pèse de 1050 à 1110 grammes.

---

1 On appelle moût le jus qui provient de l'expression des raisins, avant toute fermentation

M. Weimann, pharmacien, a déterminé le poids spécifique du moût de raisins des environs de Grunberg (Silésie) depuis l'année 1826 jusqu'à 1842, et il a trouvé que pendant ce laps de temps le poids spécifique moyen s'élevait à 1,0734; — le plus bas (en 1829), à 1,035; — le plus élevé (en 1827) à 1,090.

Le poids spécifique du moût de raisins qui produit les vins du Neckar (Heidelberg), s'élève de 1,050 à 1,090; Celui du vin du Rhin, de 1,039 à 1,091 ; Celui de Wurzbourg, de 1,066 à 1,099. L'aréomètre ordinaire, de Baume, peut très-bien servir à déterminer les densités du moût ou jus de raisins.

Les divisions de cet aréomètre vont de 1 à 20.

Le tableau suivant donne la densité correspondant à chacune d'elles, à la température de 12°,5, la densité de l'eau étant supposée égale à 1000 à cette même température.

DEGRÉS de l'aréomètre DE BAUMÉ.	DENSITÉS correspondantes	DEGRÉS de l'aréomètre DE BAUMÉ.	DENSITÉS correspondantes
1	1008	11	1083
2	1015	12	1091
3	1022	13	1099
4	1029	14	1107
5	1036	15	1116
6	1043	16	1125
7	1051	17	1134
8	1059	18	1143
9	1067	19	1152
10	1075	20	1161

Lorsqu'on veut connaître la densité d'un moût quelconque, au moyen de cet instrument on en filtre une certaine quantité à travers un linge, on ramène le liquide à la température d'environ 12°, en le plongeant pendant quelques instants dans de l'eau de puits, et on y introduit l'aréomètre. Les moûts les plus denses ne dépassent guère 16 à 17°, c'est-à-dire que leur densité s'élève un peu au-dessus de 1135, celle de l'eau étant 1000.

M. Masson-Four a calculé le poids en kilogrammes de l'extrait sec que fournirait un hectolitre de moût de densités différentes. En voici les résultats :

Degrés aréométriques.	Densité ou poids de l'hectolitre de moût en kilogrammes.	Poids en kilogrammes de l'extrait sec fourni par un hectolitre de moût.
7	105,100	13,600
8	105,900	15,728
9	106,700	17,856
10	107,500	20,000
11	108,300	22,128
12	109,100	24,256
13	109,900	26,400
14	110,700	28,528

La majeure partie de cet extrait ou résidu est formée par du sucre.

Suivant Berzelius, le jus de raisins contient dans les bonnes années 30 à 35 pour 100 de principes solides; le sucre en forme la plus grande partie. Le surplus est formé par des acides organiques, des sels minéraux, des substances végétales et azotées, de l'eau, etc. D'après Chaptal, le jus de raisins des bords de Loiret-Cher contient 15 à 20 pour 100 de sucre ; d'après Julia Fontenelle, le jus de raisins du sud de la France en contient 18 à 30 pour 100, etc.

Sur 100 parties de jus de raisins d'Allemagne, il y a environ 80 parties d'eau et 20 de matériaux solides; parmi ceux-ci il y en a environ 13 pour 100 de sucre; de plus, 1,5 pour 100 de matières albuminoïdes et environ 4 pour 100 de sels (Heft).

On peut dire qu'en moyenne, la proportion de sucre dans le jus des raisins mûrs, varie de 15 à 25 pour 100; elle peut aller jusqu'à 30 pour 100 dans les moûts très-sucrés du midi de la France; elle descend à 13 ou 14 pour 100 dans le nord de la France et de l'Allemagne.

Plus la proportion de sucre dans un moût est considérable, plus le vin qui en provient est alcoolique et généreux.

Jean-Charles Herpin

« Un hectolitre de jus de chasselas contient de 2 à 3 pour 100 d'alcool ; un hectolitre de jus de gamai en contient 5 à 7; un hectolitre de jus de pineaux en contient de 10 à 14 pour 100. Un hectolitre de vin de pineaux vaut donc, pour l'alcool seulement, 2 hectolitres de gamai et 4 hectolitres de chasselas ». (M. J. Guyot.)

En 1859, Bischoff a trouvé dans le jus de raisins (chasselas) d'une très-bonne vigne des environs de Lausanne, sur 100 parties :
Sucre 18,50
Acide libre 0,51

et dans celui de raisins foireux de la même localité, sur 100 parties :
Sucre 19,40
Acide libre 0,60

Voici, en résumé, quelles sont les substances solides ou fixes dont l'analyse chimique a fait connaître la présence dans le jus de raisins :
1° Sucre de raisin ou glucose;
2° Acides libres, ou combinés avec les bases ;
Acide tartrique.
Acide malique.
Acide pectique.

3° Des matières organiques azotées, solubles dans l'eau et l'alcool :
Ferment ; Albumine ; Tannin (spécialement dans la pellicule et les pépins); Cellulose; Huiles essentielles (muscats, etc.) ; Matière colorante jaune, bleue et rouge produisant plusieurs nuances; Matière gommeuse et résineuse.

4° Diverses substances minérales :

Potasse, soude, chaux, magnésie, silice, alumine, oxyde de fer et de manganèse, formant parleurs combinaisons avec les acides sulfurique, azotique, chlorhydrique, phosphorique, pectique, tartrique, etc., divers sels : le sulfate dépotasse, le chlorure de sodium, le phosphate de chaux, des tartrates et paratartrates de

DEUXIÈME PARTIE

potasse, de chaux, d'alumine; des pectates et pectinates de chaux, de soude et de potasse, etc., etc.

100 parties de moût de raisin, supposé d'une composition moyenne, en France, sont ainsi constituées :

Eau pure.............................	78,00
Glucose, ou sucre de raisin............	20,00
Acides libres (tartrique, tannique, etc.).	0,25
Sels ou acides organiques (bitartrate)...	1,50
Sels minéraux........................	0,20
Matières azotées (à ferment) .... ⎫	
Huiles essentielles................. ⎬	0,05
Substances mucilagineuses et amylacées ⎭	
TOTAL	100,00

(M, J. GUYOT)[1]

Suivant M. Posner, on estime qu'en moyenne 1000 parties de jus de bons raisins (en Allemagne) se composent de :

Eau........................	837,610
Sucre de raisin.............	130,985
Matières albuminoïdes...	17,142
Matière gommeuse........	6,910
Acides libres..............	3,800
Bitartrate de potasse.....	1,208
	997,655

Le procédé de M. Masson-Four, pour reconnaître la quantité d'acide contenue dans le jus de raisins, est fondé sur l'emploi d'une solution titrée de carbonate de soude ou de potasse. On verse celle-ci dans le vin, objet de l'expérience, jusqu'à ce que la réaction acide du liquide fasse place à une réaction légèrement alcaline. Du poids de carbonate de soude employé on déduit la quantité de tartre existant dans le vin.

1 M. Guyot, Culture delà vigne, p. 219.

Jean-Charles Herpin

Mais ce procédé a été l'objet d'une critique très fondée de la part de M. Robinet fils.[1]

La saturation directe du vin par le carbonate de soude ou de potasse, ne peut donner une idée exacte de la quantité d'acides que contient un vin, ni indiquer le rendement d'un vin en crème de tartre; car le vin n'est pas une simple dissolution de tartrate acide de potasse.

En effet, il y a dans le jus de raisins et dans le vin, plusieurs acides saturant chacun des quantités différentes d'alcali.

Il contient plusieurs acides dont la réaction sur les carbonates est très-différente.

Le calcul donne par conséquent un résultat qui est inexact en ce qui concerne le bitartrate de potasse.

Les principaux acides contenus dans le vin, et leurs rapports d'équivalents avec une dissolution de soude caustique, sont les suivants :

100 équivalents, soit 0gr,032 de soude caustique; saturent exactement :

0,060 d'acide acétique ;
0,075 d'acide tartrique ;
0,1882 de tartrate acide de potasse;
0,022 d'acide carbonique.

De ces chiffres, il ressort évidemment qu'on ne peut déterminer, en bloc, la proportion des acides ou sels acides d'un vin, par une simple saturation de ce liquide au moyen d'une solution titrée de carbonate de soude ou de soude caustique.

Voici les résultats des analyses quantitative et qualitative de jus frais de raisins, provenant de divers cépages, faites par le

---

[1] Journal d'agriculture pratique. Mars 1865.

DEUXIÈME PARTIE

docteur Herberger, professeur à Wurzbourg, et le docteur Walz, pharmacien à Spire.[1]

Analyses du professeur Herberger

SUBSTANCES CHIMIQUES contenues dans 1000 parties de jus de raisins frais et filtré.	OESTERREICHER fendant?		WEISSER GUTEDEL chasselas blanc.	
Sucre de raisin et sucre non cristallisable............	130,975	132,105	122,105	127,497
Matière albumineuse et gélatineuse..............	17,142	19,850	15,427	18,547
Gomme, dextrine.........	6,910	5,425	9,143	6,520
Résine..................	traces.	traces.	traces.	traces.
Principe colorant extractif.	0,108	0,117	0,097	0,125
Tannin.................	traces.	traces.	traces.	traces.
Acide tartrique libre......	2,210	2,205	2,207	2,246
— citrique libre.......	0,098	0,247	.....	.....
— racémique libre.....	0,311	0,227	0,287	0,299
— malique libre......	1,289	1,352	1,007	1,127
Bitartrate de potasse double	1,208	1,215	1,341	1,356
Tartrate de chaux avec un peu de racémate de chaux	0,224	0,239	0,226	1,521
Tartrate de magnésie.....	0,049	0,125	traces.	traces.
— d'alumine......	0,068	0,115	0,105	0,110
— de protoxyde de fer	traces.	.....	traces.	traces.
Chlorure de calcium......	.....	.....	0,910	0,923
— de sodium.....	0,847	0,991	.....	.....
Sulfate de potasse........	0,947	1,211	0,845	1,027
Phosphate d'alumine.....	0,024	0,028	0,017	0,021
Eau...................	837,610	854,381	846,283	838,711

---

[1] Joachim. — M. Kaufmann.

Analyses du Docteur Walz

	RIESLING. (Gentil-aromatique)	BURGUNDER. (Pineau)
Acide tartrique	4,379	2,640
— racémique	0,078	0,012
— citrique	traces.	traces.
— malique	2,465	2,975
Gomme et dextrine	4,963	4,132
Sucre concrescible cristallisé	140,720	152,176
Matière gélatineuse et albumineuse	15,300	11,763
Tannin	traces.	0,998
Acide phosphorique	0,214	0,506
Acide sulfurique	0,035	0,031
Principe colorant	.....	0,015
Acide hydrochlorique	0,029	0,028
Potassium	0,964	0,035
Soude	2,369	0,401
Chaux	1,799	0,343
Magnésie	0,925	0,018
Albumine	0,225	0,005
Protoxyde de fer	0,630	0,007
Silice	0,736	0,600
Eau	824,151	822,310
	1,000,000	1,000,000

Les éléments minéraux du raisin, qui sont fournis par le sol et introduits dans les plantes par les racines, restent dans les cendres du végétal, après qu'on l'a brûlé ou incinéré. Toutefois ces éléments ne s'y trouvent plus associés de la même manière que pendant la vie de la plante; la plupart d'entre eux étaient combinés à des acides et à des substances organiques, qui sont brûlés dans l'incinération, mais on retrouve tout entières les parties fixes empruntées au sol, après avoir détruit les matières organisées qui étaient mélangées ou combinées avec elles.

Ainsi les alcalis et les terres que nous trouvons dans les cendres à l'état libre ou à l'état de carbonates proviennent des sels organiques existant dans la plante et dont l'acide est brûlé pendant l'incinération. Au lieu des tartrates, des malates de potasse, de soude et de chaux, on trouve des carbonates de potasse, de soude et de chaux.

DEUXIÈME PARTIE

Berthier[1] a donné plusieurs analyses dans lesquelles il fait connaître les quantités de principes minéraux contenus dans les cendres de vignes et de raisins.

1° Des grappes de raisins desséchés et incinérés ont donné 4gr, 20 de cendres, pour 100, composés ainsi qu'il suit :

Sulfate de potasse	5,0
Chlorure de potassium	2,7
Carbonates alcalins	44,4
Carbonate de chaux	10,5
Carbonate de magnésie	12,5
Phosphate de chaux	23,5
Silice	1,4
	100,0

2° Le jus filtré et desséché de chasselas blanc des environs de Paris, et réduit en cendres, a donné à Berthier sur 100 parties : 0,263 de cendres.

Ces cendres étaient composées ainsi qu'il suit :

Sels alcalins	0,100
Phosphate de chaux	0,047
Carbonate de chaux	0,035
Carbonate de magnésie	0,012
	0,194

3° 100 parties de jus filtré et incinéré de pineau noir lui ont donné 0,40 de cendres, composées de :

Sels alcalins	0,154
Phosphate de chaux	0,072
Carbonates de chaux et de magnésie	0,072
	0,298

100 parties de cendres provenant d'un moût frais de raisins noirs

---

1 Annales de chimie et de physique, 3e série, t. XXXIII, p. 249.

et blancs (bords du Rhin), ont donné à M. Crasso :

Potasse	58,641
Chaux	6,731
Magnésie	7,041
Oxyde de fer	0,494
Oxyde de manganèse	2,458
Acide sulfurique	13,582
Chlore	1,142
Silice	0,137
	90,226

On n'a pas dosé directement l'acide phosphorique dont la proportion complète les 100 parties. Il n'y avait pas de soude.

M. Grasso a trouvé dans le jus de raisins, non mûrs, 0,371 parties de cendres.

Le même chimiste a fait une étude spéciale des cendres provenant des différentes sortes de moûts de raisins. Le tableau suivant résume l'analyse des cendres de quatre variétés.

MATIÈRES contenues DANS LES CENDRES.	MOÛT (1) de raisins noirs non mûrs.	MOÛT (2) de raisins noirs mûrs.	MOÛT (3) de raisins noirs mûrs.	MOÛT (4) de raisins blancs mûrs.
Potasse	66,334	65,043	71,852	62,745
Soude	0,329	0,423	1,205	2,659
Chaux	5,204	3,374	3,392	5,111
Magnésie	3,276	4,736	3,971	3,956
Oxyde de fer	0,729	0,427	0,091	0,403
Oxyde de manganèse	0,820	0,747	0,098	0,305
Acide sulfurique	5,194	5,554	3,654	4,895
Chlore	0,745	1,029	0,474	0,700
Silice	1,991	2,099	1,190	2,182
Acide phosphorique	15,378	16,578	14,073	17,044
	100,000	100,000	100,000	100,000
Densité à la température de 16°	1,060	1,035	1,080	1,065

(1) Variété de Pineau, terrain phosphatique. — (2) Même variété, même terrain. — (3) Terrain marneux. — (4) Grün Sylvaner.

DEUXIÈME PARTIE

Tableau proportionnel des principes minéralisateurs du raisin, sur 100,000 parties.

	D'APRÈS LES ANALYSES DE :	
	WALZ.	CRASSO.
Acide chlorhydrique............	3,0	2,5
Magnésie.......................	47,0	14,6
Chaux..........................	107,0	10,0
Soude..........................	138,0	4,7
Potasse........................	100,0	232,0
Acide phosphorique.............	35,0	54,4
Acide sulfurique	3,5	16,0
Acide silicique.................	67,0	6,5
Fer oxydulé....................	32,0	1,0
Alumine.......................	12,0	»

On peut voir d'après ces analyses combien sont variables les proportions des éléments minéralisateurs qui se trouvent dans le jus de raisins.

La fermentation détermine dans le jus de raisins des modifications importantes. Le sucre se convertit en alcool ; il y a un dégagement considérable de gaz acide carbonique.

COMPOSITION GÉNÉRALE du moût de raisins.	COMPOSITION GÉNÉRALE du vin.
Eau (beaucoup).	Eau (beaucoup).
Sucre interverti (beaucoup).	Sucre interverti (peu).
Gomme, mucilage, pectine.	— (peu).
Albumine végétale et autres matières azotées solubles.	— (peu).
Matières grasses.	— (peu).
Matière colorante jaune.	— jaune.
— bleue.	— rouge.
Acides tartrique et malique libres.	Acides tartrique et malique libres.
Bitartrate de potasse.	Alcool (en proportions variables).
Tartrate de chaux.	
— de magnésie.	Tannin (beaucoup).
— d'alumine.	Aldéhyde.
— d'alumine et de potasse.	Acides acétique, succinique, œnanthique.
Phosphate de chaux.	Principes inconnus constituant le bouquet.
— d'alumine.	
Sulfate de potasse.	Glycérine.
Chlorure de sodium ou de potassium.	Sels végétaux et minéraux du moût.
Oxyde de fer.	Gaz carbonique (Champagne).
Dix substances nouvelles au moins sont dans les produits de la fermentation.	(M. GIRARDIN.)

COMPOSITION D'UN VIN ROUGE POUR 1,000 PARTIES (M. BOUCHARDAT).

Eau...	878
Alcool du vin....................................	100
— butyrique.......................... ⎫	
— amylique, etc...................... ⎬ traces.	
Aldéhydes, plusieurs............................	
Éthers acétique, caprique, caprylique, etc........ ⎫	
Parfums, huiles essentielles...................... ⎬ bouquet.	
Sucres, mannite, glycérine, mucilage, gomme..... ⎫	
Matières colorantes (œnocyanine)................	
— grasses...........................	
— azotées (ferments)................	
Tannin, acide carbonique.......................	
Tartrate acide de potasse (6 grammes au plus)....	
Tartrates, racémates............................. ⎫	
Acétates, propionates............................	
Butyrates, lactates...............................	
Citrates, malates................................. ⎬ avec ⎫ 22	
Sulfates, azotates................................ excès	
Phosphates, silicates............................. d'acides.	
Chlorures, bromures..............................	
Iodures, fluorures................................	
Succinates....................................... ⎭	
Potasse, soude, chaux (traces), magnésie, alumine, oxyde de fer, ammoniaque........................	

M. Pasteur a fait la découverte importante que l'acide succinique était, comme l'alcool, un produit constant du dédoublement des sucres sous l'influence des ferments alcooliques; on le trouve donc dans les vins.

Il en est de même de la glycérine dont la proportion est très-forte et que l'on confondait, avant les belles recherches de ce savant chimiste, avec les matières qu'on nommait extractives.

La proportion d'alcool varie dans les vins naturels de 5 à 15 pour 100. Voici, un tableau qui indique cette proportion pour les principaux vins :

DE LA RICHESSE MOYENNE EN ALCOOL DES PRINCIPAUX VINS.

Côte-d'Or..........	Nuits rouge, 1846............	13,5
—	Mont-Rachel blanc, 1846......	14,0
Yonne.............	Rouge d'Avallon, 1834........	11,14
—	Blanc pineau, Chablis, 1842...	12,54
Lot...............	Cahors rouge, 1811...........	12,00
—...............	Cahors blanc, 1811...........	12,33
Gironde...........	Bordeaux rouge, 1811.........	10,10
—	Sauterne blanc...............	15,0
Pyrénées-Orientales..	Banyuls......................	15,16
Drôme.............	Hermitage....................	11,0
Marne.............	Sillery mousseux.......... 9 à	11,0
Madère naturel....................		15,5
Malaga naturel....................		15,0
Alicante.........................		15,2

(M. BOUCHARDAT.)

DEUXIÈME PARTIE

Des acides existent toujours ou à l'état libre dans les vins ou à l'état de sels, avec réaction acide très prononcée. Dans les vins, la crème de tartre se trouve dans la proportion de 2 à 6 pour 1,000.

L'analyse d'un vin rouge de Lampertsloch (1846), a donné à M. Boussingault :

Alcool	8,73
Glucose, matière extractive	3,62
Bitartrate de potasse	0,29
Sulfate de potasse	0,02
Chlorure de sodium	traces.
Phosphate de magnésie	0,05
Phosphate de chaux	0,02
Eau	87,27
	100,00

L'analyse des vins de Tonnerre (M. Jacob) :

	gramm.		gramm.
Poids des sels pour un litre de vin.	1,012	à	1,181
Bitartrate de potasse	0,454		0,408
Sulfate de potasse	0,104		0,288
Phosphate de chaux	0,300		1,354
Tartrate de chaux	0,097		0,068
Tartrate d'alumine	0,043		0,052
Chlorure de sodium	0,013		0,011

Dans divers vins de la Haute-Garonne, M. Filhol a trouvé :

	gramm.		gramm.
Tartrate de potasse	0,840	à	2,425
Tartrate de chaux	0,024		0,072
Tartrate d'alumine	0,025		0,048
Tartrate de fer	0,027		0,131
Chlorures alcalins	0,078		0,259
Sulfate de potasse	0,083		0,463
Sulfate de chaux	0,012		0,128
Phosphate de chaux	0,300		0,700

L'analyse des vins de la Gironde a donné à M. Fauré les résultats moyens qui suivent :

	VINS rouges.	VINS blancs.
Alcool en volume..................	9,30	11,50
Alcool en poids....	7,36	9,14
Bitartrate de potasse et traces de tartrates de chaux et de fer.........	0,21	0,13
Chlorures alcalins................	traces	0,01
Sulfate de potasse................	0,02	0,02
Phosphate de chaux...............	traces	0,01 ?
Extrait	0,13	0,13
Eau.............................	92,25	90,51
	100,00	100,00

Un kilogramme de vin de Bourgogne de divers crus a donné à M. Delarue les quantités suivantes de sels organiques et minéraux.

	BITARTRATE de potasse.	TARTRATE de fer.	SELS INORGANIQUES. Phosphat, chlorures, carbonates.
Clos-Vougeot..........	0,600	0,062	0,648
Chambertin............	0,604	0,042	0,680
Nuits.................	0,604	0,078	0,676
Beaune...............	0,688	0,062	0,680
Volnay................	0,604	0,076	0,662

La récolte des grands vins de la Côte-d'Or s'est faite en 1864 dans d'excellentes conditions, et ces vins seront très-remarquables.[1]

Rarement a-t-on obtenu un pineau mieux constitué pour la production d'un vin de qualité et doué de plus riches principes de conservation. Plusieurs jours avant la vendange, le moût avait une densité de 1,102 à 15° centigrades. La quantité d'acide libre de ce moût équivalait à 0,46 d'acide sulfurique normal. Le jour

---

1 M. A. de Vergnette-Lamotte, Journal de la Ferme, 1865.

DEUXIÈME PARTIE

de la vendange, cette densité était de 1,110 à 15° centigrades et la quantité d'acide libre correspondante était de 0,42.

Voici l'analyse des vins d'ordinaire, de grand ordinaire, et celle aussi des grands vins blancs de cette même année 1864 :

	RICHESSE alcoolique.	ACIDE libre.	MATIÈRES extractives.
Pomard (1er cru).....	13,21	0,42	2,83
Pomard (2e cru).....	12,59	0,46	»
Genévriers (blancs)...	13,80	0,40	3,10
Grand ordinaire.....	11,76	0,62	1,90
Gamet de la plaine...	8,74	0,70	»

Le résidu sec provenant de l'évaporation du vin, faite avec les précautions convenables, est formé par le sucre, non encore décomposé, l'acide tanniqué, la matière-colorante, le ferment, les acides libres, les sels minéraux et les sels formés par les acides organiques. L'eau, l'alcool, l'acide acétique et les autres matières volatiles sont chassées, et entraînées par l'évaporation.

100 grammes de vin de France (Bourgogne) ont donné 2gr,5 de résidu sec.
— Vin du Rhin   2 à 10
— Vin de Tokai   10
— Vin de Madère   4

Un litre de vin évaporé à siccité et incinéré a donné à M. Boussingault[1] 1gr,870 de cendres. Les cendres du vin sur 100 parties contiennent :

Potasse   45,0
Chaux   4,9
Magnésie   9,2

D'après Braconnot, la lie du vin, desséchée, contient en moyenne :

---

[1] Ann. de chim. et phys., 3e série, t. XXX, p. 369.

Bitartrate de potasse	60,75
Tartrate de chaux	5,25
Tartrate de magnésie	0,40
Phosphate de chaux	6,00
Sulfate et phosphate de potasse	2,80
Silice mêlée de grains de sable	2,00
Substance azotée de nature particulière	20,70
Chlorophylle	1,60
Matière grasse ayant la consistance de la cire	0,50
Matière gommeuse, matière colorante rouge des raisins, tannin	peu.
	100,00

La pellicule ou la peau des raisins noirs et blancs contient du tannin ou acide tannique, la matière colorante des raisins et quelques huiles essentielles.

Les raisins noirs contiennent plus de tannin que les blancs. Les rafles, ou pédoncules des raisins, en contiennent aussi une certaine proportion.

Mais on ne trouve point de tannin dans le jus du raisin noir ou blanc, à moins que le jus n'ait fermenté ou ne soit resté pendant longtemps en contact avec la pellicule et la rafle. Ainsi le jus de raisins blancs que l'on a exprimés aussitôt après la cueillette et que l'on a fait fermenter seul, sans les pellicules et les rafles, donne un vin qui ne contient presque point de tannin.

On peut reconnaître facilement la présence de l'acide tannique dans la pellicule des raisins, en les faisant bouillir dans l'eau à laquelle on ajoute de la gélatine ou un sel de fer.

Le cépage nommé l'Enfariné (Arbois, Salins), est signalé comme éminemment tannifère (M. Ladrey).

DES PEPINS.

Les pépins des raisins contiennent une quantité considérable d'acide tannique, d'huile grasse et de phosphate de chaux.

En effet, si l'on lave les pépins écrasés de raisins avec de l'eau chaude, on en obtient une forte dissolution d'acide tannique.

DEUXIÈME PARTIE

Les pépins de raisins contiennent environ 5 pour 100 d'une huile de couleur jaune-verdâtre, d'une odeur et d'une saveur assez désagréables; elle est presque insoluble dans l'alcool. Son poids spécifique est de 0,950.

Dans quelques localités d'Italie (Brescia), on extrait en grand cette huile qui est employée pour l'éclairage, etc. — Elle brûle avec une belle flamme et donne moins de fumée que l'huile de navette.

On a préparé dans le département de la Vienne de l'huile de pépins de raisins propre à l'éclairage et donnant une belle lumière. On l'a indiquée môme comme pouvant servir à l'usage delà table.

On a calculé que les pépins des raisins employés chaque année, en France, à la fabrication du vin pourraient fournir 5,527,696 kilogrammes d'huile. M. Bourcarel porte ce chiffre, pour la France seulement, à près de 17 millions de kilogrammes. Suivant ce chimiste, un hectolitre de pépins rend en moyenne 8 kilogrammes d'huile. On a obtenu, dans des essais qui ont été faits à Dijon, 10 kilogrammes d'huile par hectolitre de pépins.

Les pépins de raisins analysés par Berthier ont donné 2,0 pour 100 de cendres composées de :

Sulfate de potasse	3,5	
Chlorure de potassium...........	1,5	18,5
Carbonates alcalins.............	13,5	
Phosphate de chaux.............	50,0	
Carbonate de chaux.............	17,5	81,5
Carbonate de magnésie..........	14,0	
	100,0	

On voit par là combien est grande la proportion de phosphate de chaux que contiennent les pépins de raisins.

Voici les résultats obtenus, par M. Grasso, des analyses des cendres fournies par les pellicules et les pépins de raisins.

MATIÈRES contenues DANS LES CENDRES.	PELLICULES noires du Petit-Bourguignon non mûrs.	PELLICULES blanches du Grün Sylvaner mûrs.	PÉPINS du Petit-Bourguignon.	PÉPINS du Grün Sylvaner.
Potasse............	41,656	46,887	27,868	29,454
Soude.............	2,130	1,618	»	»
Chaux.............	20,315	21,731	32,179	35,567
Magnésie..........	6,019	4,451	8,527	8,590
Oxyde de fer......	2,107	1,971	0,455	0,647
Oxyde de mangan.	0,758	0,511	0,348	0,452
Acide sulfurique...	3,480	3,882	2,398	2,608
Chlore............	0,496	0,713	0,268	0,355
Silice.............	3,464	2,571	0,952	1,273
Acide phosphorique	19,575	15,665	27,005	21,054
	100,000	100,000	100,000	100,000

M. Walz a examiné les cendres de sarments appartenant à divers cépages cultivés à Deidesheim et à Spire, et qui sont placés dans les mêmes conditions. La proportion des cendres obtenues varie peu, mais leur composition présente de notables différences, comme l'indique la table suivante (M. Mulder) :

	DEIDESHEIM.			SPIRE.		
	Traminer	Riessling	Rulander	Traminer	Riessling	Rulander
Potasse...........	38,6	27,4	29,0	38,9	29,9	26,1
Soude............	18,2	12,0	26,2	18,1	24,7	13,0
Chaux............	21,7	19,4	9,8	21,9	11,3	19,7
Magnésie.........	0,6	7,7	1,2	0,9	0,5	8,7
Phosphate de fer..	1,0	3,1	1,7	2,0	1,8	1,9
Phosphate de chaux	13,8	26,3	27,0	13,5	26,2	25,0
Sulfate de chaux..	2,4	2,3	2,3	1,4	2,2	3,3
Chlorure de sodium	0,7	0,4	0,2	1,2	0,3	0,1
Silice.............	2,3	1,8	3,2	2,1	3,2	2,1
Cendr. pour 100 p.	2,9	3,0	2,9	2,8	3,1	2,9

M. Boussingault a donné l'analyse comparative des cendres : 1° des sarments, 2° du marc du raisin, 3° du vin provenant de la

DEUXIÈME PARTIE

même vigne (1848). En voici les résultats:

SUBSTANCES contenues DANS LES CENDRES.	CENDRES de SARMENTS.	CENDRES de MARC.	CENDRES d'un LITRE DE VIN.
Potasse............	18,0	36,9	0g,842
Soude..............	0,2	0,4	»
Chaux..............	27,3	10,7	0 ,092
Magnésie...........	6,1	2,2	0 ,172
Oxyde de fer, alumine	3,8	3,4	»
Acide phosphorique.	10,4	10,7	0 ,412
Acide sulfurique....	1,6	5,4	0 ,096
Chlore.............	0,1	0,4	traces.
Acide carbonique...	20,3	12,4	0 ,250
Sable et silice (1)...	10,9	15,3	0 ,006
Perte.............	1,3	2,2	»
	100,0	100,0	1g,870

(1) La silice en très-faible proportion.

Le sarment avait fourni 2,14 de cendres sur 100 parties, et le marc desséché à l'air 6,65 ; un litre de vin en avait donné 1 gramme 870, ce qui conduit à la proportion de 0,19 pour 100, la densité du Tin étant supposée égale à 0,960.

Le tableau précédent, nous montre que les cendres du marc renferment plus d'alcalis et moins d'oxydes terreux que celles du sarment; les cendres du vin contiennent aussi une proportion d'alcalis plus forte que celle donnée par les cendres du marc.

Mais la proportion des cendres donnée par le vin étant de beaucoup inférieure à celle que fournissent les autres parties, il en résulte qu'à poids égal, il y a dans ce produit de la vigne une quantité d'alcalis plus faible que dans tous les autres.

On voit par ces diverses analyses de cendres tant du jus de raisin que des pépins, des sarments, du marc, qu'ils contiennent tous une proportion assez considérable de substances minérales. Ces substances sont évidemment empruntées au sol sur lequel a lieu la végétation de la vigne.

On a calculé qu'elles pouvaient être les quantités des substances minérales enlevées, chaque année, au sol, sur un hectare de terrain planté en vigne ; les voici :

Potasse...	16ᵏ,42
Soude...	0 ,15
Chaux...	12 ,49
Magnésie...	3 ,24
Acide phosphorique...	7 ,23
Acide sulfurique...	1 ,93

M. Boussingault en conclut que la culture de la vigne, contrairement à l'opinion admise, n'exige pas plus de potasse que les autres cultures; car, dans le voisinage du clos du Smalzberg, à un hectare de terre,

	Alcalis.	Ac. phosphoriq.
La pomme de terre enlève...	63 kil.	14 kil.
La racine de la betterave...	90 —	12 —
Le froment avec la paille...	27 —	19 —

M. de Vergnette, dans son travail sur le pineau admet que la culture adoptée dans la Côte-d'Or, place environ 25,700 ceps de vigne dans un hectare, et que la production moyenne de l'hectare planté en pineau est de 20 hectolitres. Or, la taille enlève chaque année à la souche en moyenne 131 grammes de bois ; les feuilles et leurs pétioles pèsent pour chaque cep 192 grammes; pour une production de 20 hectolitres à l'hectare, chaque cep doit fournir 123 grammes de raisins, ce qui correspond à 18 raisins pour 10 ceps. Il en résulte qu'une récolte enlève à chaque cep 426 grammes de substances, ce qui donne 11,462 kilogrammes par hectare. Ces matières brûlées laissent un résidu de cendres pesant 356 kilogrammes et formé par 69ᵏ,40 de sels solubles et 286ᵏ,60 de sels insolubles.

M. Is. Pierre[1] indique les quantités suivantes de sels qui sont enlevées chaque année sur un hectare de terrain par :

---

1 Chimie agricole.

DEUXIÈME PARTIE

	Sels solubl.	Sels insolubl.
La culture du pineau en Bourgogne.	69^k,40	288^k,60
— des pommes de terre....	75 ,6	48 ,3
— des betteraves..........	103 ,5	56 ,0
— du froment.............	47 ,9	292 ,4

Les pleurs de la vigne ou le liquide séreux qui s'écoule spontanément, en mars, de la vigne, laissent par l'évaporation un résidu très-faible composé de :
Phosphate et tartrate de chaux.
Azotate et sulfate de potasse.
Lactates à base d'alcali.
Chlorhydrate d'ammoniaque.
Albumine.

a sève de la vigne est fermentescible.

DES CAUSES NATURELLES ET ACCIDENTELLES QUI MODIFIENT LES QUALITÉS DES RAISINS.

Les diverses substances, tant végétales que minérales, qui constituent le jus du raisin et dont nous avons fait l'énumération dans le chapitre précédent, ne se rencontrent pas toujours en mêmes proportions dans toutes les espèces de raisins, comme nous l'avons déjà dit.

En effet, la composition chimique des raisins n'est pas constante ni exactement la même partout.

Les proportions de sucre, d'acides, d'alcalis, de fer, des sels, la nature même des substances minérales qu'ils contiennent varient non-seulement selon les cépages, mais encore suivant la nature du sol où la vigne est cultivée, celle des engrais, et suivant le climat, l'exposition, les saisons, le degré de maturation, le mode de culture, etc.

Le sol ou le terrain sur lequel croissent les végétaux leur fournit une partie notable de leurs éléments minéraux ; car c'est du sol que proviennent tous les principes fixes que l'on trouve dans le végétal.

Il y a donc une relation intime entre la composition de la cendre fournie par un végétal et celle de la terre dans laquelle il a été cultivé.

Ainsi, le vin de certains vignobles des environs de Borne, contient, d'après Peretti, du fer et même du cuivre, qui proviennent nécessairement du sol qui en contient lui-même une certaine quantité.

Les roches volcaniques, les basaltes, les granités renferment de la potasse, de la soude, de la chaux combinées à de l'alumine et à de la silice.

Ces roches, qui forment les sous-sols d'une grande étendue de terrains, qui sont incessamment désagrégées, décomposées par l'action de l'eau, de l'acide carbonique, fournissent abondamment aux plantes des éléments alcalins.

La potasse existe principalement dans les terres de nature argileuse ; la quantité de potasse que contiennent ces terres, s'élève de2 à4 pour 100 du poids e l'argile.

On a calculé que, dans ces conditions, Un hectare de terrain, en superficie, et de 0m,50 de profondeur, devait contenir 10,500 kilogrammes de potasse, (M. Ladrey.)

Dans les terrains où dominent le sable et la chaux, où par conséquent l'argile est peu abondante, la proportion des alcalis est moins considérable, mais alors la culture, les amendements, les engrais viennent y suppléer et fournir à la plante les aliments qui manquent au sol.

Dans les terrains ocreux, qui contiennent du fer, du manganèse, etc., ces oxydes se retrouvent aussi dans les raisins.[1]

Nous avons vu que le phosphate de chaux existe en grande

---

1 Le sol de nos vignobles contient de l'oxyde de fer dans des proportions très variées.

DEUXIÈME PARTIE

quantité (50 pour 100) dans les pépins de raisins.

Les raisins cultivés dans un sol argileux sont plus aqueux, moins sucrés, plus chargés de potasse que ceux qui sont cultivés dans un terrain calcaire ou granitique.

Dans un sol sec, les raisins contiennent beaucoup de sucre et peu d'acides ; plus d'acides libres dans un sol frais; beaucoup d'acide, d'albumine et de mucilage avec peu de sucre, dans un sol humide. La vigne prospère et donne d'excellents produits dans des terrains de nature très-diverse.

1° Les terrains granitiques ou formés de détritus de granit produisent les vins fameux de Condrieux, de l'Hermitage, de Saint-Péray, de la Romanée; 2° les terrains sur lesquels se récoltent les vins de Côte-Rôtie, de la Malgue et les meilleurs vins de l'Anjou sont des schistes ; 3° sur les terrains volcaniques ou formés de matières rejetées par d'anciens volcans éteints, sont assis une partie des vignobles du Rhin, de Rochemaureen Vivarais, de l'Etna et du Vésuve qui produit le lachryma Christi ; à Tokai, le terrain est basaltique ; 4° les terrains calcaires ou crayeux produisent les vins de Champagne. Enfin, dans la Bourgogne, les terrains vitifères sont calcaires et marneux.

« Les bons crus de la Côte-d'Or, dit M. Ladrey, sont compris dans une zone de terrain peu étendue ; si le sous-sol est formé par du calcaire oolitique les vins présenteront un cachet de finesse remarquable qu'ils devront à la prédominance de la silice et de l'oxyde de fer dans la terre végétale; si la vigne repose sur

Salins	12,280
Mâconnais	11,037
Jurançon	11,013
L'Ermitage	10,161
Roussillon	5,407
Champagne (Aï)	4,515
Bordeaux (Château-Margaux)	3,341
Frontignan	2,250

(M. Rendu.)

Jean-Charles Herpin

des calcaires magnésiens, elle fournira des produits d'une grande délicatesse, mais tout à fait distincts des précédents ; si elle est sur des marnes blanches, la végétation sera plus vigoureuse et l'on aura des vins plus chargés de tartre, plus colorés et plus robustes. »

Néanmoins, si l'on transporte des meilleurs plants de Chambertin, du Clos-Vougeot, de Volnay, de Pomard, de Château-Laffitte, du Johannisberg dans un autre bon sol, même assez rapproché ou voisin de assurément de bons vins, mais qui non-seulement seront différents de ceux des crus dont ils proviennent, mais qui leur seront toujours de beaucoup inférieurs pour la finesse, le bouquet et les qualités particulières qui font rechercher ces sortes de vins.

Ces différences doivent être attribuées en grande partie à la nature du sol.

Climat. — Tous les climats ne sont pas propres à la culture de la vigne. Cette plante, ainsi que les autres productions végétales, a des climats qui lui sont particulièrement affectés; c'est entre le 35e et le 50e degré de latitude qu'on peut se promettre une culture avantageuse et productive de ce végétal ; mais c'est entre le 40e et le 50e degré qu'on fait le bon vin, La culture de la vigne n'est possible que jusqu'au 50e degré de latitude nord ; au-delà les raisins ne peuvent pas arriver à maturité. Dans les régions tropicales la végétation est continue, ce qui ne permet pas de vendanger, c'est-à-dire de récolter le raisin en masses ou en quantité suffisante pour former une cuvée à la fois.

En France, la vigne ne vient guère au-delà d'une ligne oblique, tirée de l'embouchure de la Loire (48°) à Cologne (51°) : en Amérique on n'en trouve pas au-delà du 38e degré; dans l'hémisphère méridional, où elle est fort peu cultivée, ses limites paraissent être entre les 75e et 37e degrés.

Si cette plante croît et paraît végéter avec force dans les climats du Nord, il n'en est pas moins vrai que son fruit ne saurait y parvenir, sans quelque artifice, à un degré de maturité suffisant; au-delà du 52e de latitude, les premières gelées arrivent avant que les raisins

DEUXIÈME PARTIE

soient mûrs; le suc du raisin ne peut plus être converti en une boisson agréable et spiritueuse.

La vigne aime la chaleur, dit Chaptal, et le raisin ne parvient à son point de perfection que dans des terres légères el frappées par un soleil ardent.

Dans les climats chauds, dans le Midi, ou même ailleurs lorsque la saison a été chaude et sèche, la proportion du sucre dans les raisins est considérablement augmentée; elle diminue, au contraire, et la proportion d'acide augmente, lorsqu'on approche des régions septentrionales.

Lorsqu'une année pluvieuse entretient dans le sol une humidité constante, et qu'elle maintient dans l'atmosphère une température froide et humide, le raisin n'acquiert ni sucre ni parfum.

Dans les années humides, il y a aussi plus d'acide et moins de sucre dans le raisin, pour la même localité, pour le même cépage.

Les climats qui conviennent à la vigne ont donc pour effet principal de produire une maturation suffisante et en même temps assez hâtive pour que les premiers froids de l'automne ne viennent pas retarder ou empêcher cette maturation indispensable à la bonne qualité du vin; carie degré de maturation plus ou moins avancée du raisin, modifie notablement la composition chimique et les qualités du jus.

L'effet de la maturation est d'augmenter la proportion du principe sucré dans le raisin et de diminuer la quantité des acides, c'est-à-dire de convertir en glucose certains principes constitutifs du raisin.

Lorsque les raisins sont peu mûrs et encore verts, la proportion du sucre est faible ; celle des acides au contraire est très-forte.

M. de Vergnette a analysé comparativement le jus des mêmes raisins frais, et le jus de raisins de même espèce qui sont restés exposés à l'air et au soleil pendant un mois après leur cueillette.

Le moût de raisins frais a laissé un résidu de 21,53 pour 100. Les mêmes raisins exposés à l'air et au soleil pendant un mois, ont donné 34,56 pour 100 de résidu sec. —La proportion d'acide avait diminué notablement et n'était plus que de 4/5 de la quantité primitive.

Le vin de paille est fait avec des raisins que l'on a laissés, après la cueillette, exposés à l'action de l'air et du soleil, pendant plusieurs jours, sur un lit de paille.

La culture intelligente de la vigne dans les pays froids ou septentrionaux, a pour effet de modifier d'une manière avantageuse les conditions climatériques qui sont naturellement défavorables à la végétation de la plante, et de lui procurer artificiellement la somme de chaleur dont elle a besoin pour que ses fruits parviennent à un degré de maturité suffisant pour en obtenir des vins de bonne qualité.

Ainsi, dans les contrées qui se rapprochent du Nord, on choisit les variétés de cépages les plus hâtives; un terrain sec et chaud, exposé aux rayons du soleil ; le revers méridional d'une montagne. On a observé que les raisins du Johannisberg qui se trouvent du côté du soleil, ont un goût bien supérieur et beaucoup plus de parfum que ceux du côté opposé de la montagne.

On élève de petits murs à l'exposition du midi, afin de garantir la plante des vents de l'est et du nord et en même temps de réfléchir sur elle les rayons calorifiques; car les abris et l'exposition favorable au soleil du midi suffisent pour augmenter considérablement la température moyenne d'une localité.

Tout le monde a pu remarquer la grande différence qui existe entre la température froide et glaciale que l'on éprouve, pendant l'hiver, sur le quai de la Seine près du Pont-Neuf, appelé quai des Lunettes, et auquel on a donné le surnom ou sobriquet de quai des Morfondus, et la température douce et même chaude qui se

DEUXIÈME PARTIE

fait sentir aux mêmes heures dans les petits jardins abrités par le bâtiment du Louvre, vis-à-vis du pont des Arts, et qui sont cependant à une petite distance des premiers — ou près de la façade méridionale du palais de l'exposition des Industries.

Dans nos départements de l'Est, on cultive la vigne au fond et au milieu d'une petite rigole ou d'un fossé dont la terre rejetée sur les côtés nord-est forme un ados qui abrite et garantit la plante contre les vents froids. Dans quelques points du département de la Moselle, le cep de vigne est planté au milieu d'une concavité ou d'une fossette pratiquée dans le terrain, ayant environ 20 centimètres de profondeur sur 50 ou 60 de largeur, de telle sorte que d'une part la plante est abritée par la terre, qui est relevée: tout autour d'elle; et que la maturation des fruits est accélérée par les rayons du soleil, dont la chaleur est ; réfléchie sur eux par la concavité du terrain, qui produit ainsi l'effet du miroir ardent.

Dans les pays méridionaux au contraire, en Italie, à Naples, etc., les tiges ou ceps de la vigne s'élèvent ' à plusieurs mètres de hauteur, les sarments grimpent sur les arbres, forment des guirlandes très élevées au-dessus du sol, exposées au grand air, n'ayant par conséquent rien à redouter des rayons calorifiques brûlants, réfléchis par la terre, qui ne tarderaient pas à les dessécher.

Voilà comment l'intelligence et l'industrie de l'homme sont parvenues à triompher des obstacles qu'elles ont rencontrés, et même à tirer un parti très-avantageux des situations les plus diverses et les plus, défavorables.

Jean-Charles Herpin

TROISIÈME PARTIE
PHYSIOLOGIE

CHAPITRE PREMIER
DES PROPRIÉTÉS CHIMIQUES ET PHYSIOLOGIQUES DES DIVERS PRINCIPES QUI ENTRENT DANS LA COMPOSITION DU JUS DE RAISINS.

Au point de vue physiologique et thérapeutique comme au point de vue chimique, on peut rapporter à trois classes principales, les divers éléments qui constituent le jus de raisins :

1° Les substances végétales non azotées : le sucre ou la glucose, les substances glucogènes ; la cellulose, la gomme, etc.
2° Les substances azotées, animalisées ou albuminoïdes.
3° Les acides, les alcalis, les sels végétaux et minéraux du moût.

Les substances neutres non azotées, portent généralement le nom d'hydrates de carbone, parce qu'elles renferment de l'hydrogène et de l'oxygène dans les proportions qui constituent l'eau : ce sont le sucre ou le glucose, le sucre de lait, la cellulose, etc.

Les hydrates de carbone mis en digestion dans des acides étendus se transforment pour la plupart en glucose.

Voici quelle est leur composition :

Glucose ou sucre mamelonné...	$C^{12}H^{12}O^{12} + 2HO$
Sucre de lait................	$C^{12}H^{12}O^{12}$
Cellulose....................	$C^{12}H^{10}O^{10}$

A. Substances glucogènes, de leurs propriétés physiques, chimiques et physiologiques.

1° Du sucre ou de la glucose.
De tous les principes immédiats contenus dans le raisin, le plus

abondant elle plus important est le sucre ou la glucose. —Sucre de raisins. C'est ce principe qui, par la fermentation, se transforme en alcool.

Le sucre paraît être un agent indispensable à l'entretien de la vie animale, car le glucose est répandu dans toute l'économie, et le foie est spécialement chargé d'en élaborer et d'en fournir continuellement à l'économie des quantités considérables.

On connaît quatre espèces principales de sucre :
1° Le sucre ordinaire, de canne ou de betterave, cristallisé en gros prismes obliques à bases rhomboïdales. Sa formule est : $C^{12}H^{11}O^{11}$.
2° La glucose (sucre de fécule, d'amidon, de raisins), etc., ayant une saveur fraîche, moins sucrée que le précédent, en petits cristaux mal définis.
Sa formule est : $C^{12}H^{12}O^{12},2HO$;
3° Le sucre liquide, incristallisable, très-sucré.
Sa formule est : $C^{12}H^{12}O^{12}$.
4° Enfin le sucre de lait, peu soluble, ayant peu de saveur, cristallisant en petits parallélipipèdes très-durs.
Sa formule est : $C^{24}H^{24}O^{24}$

COMPOSITION DE 100 PARTIES EN POIDS :

	SUCRE de canne.	GLUCOSE	SUCRE Incristallisable.	SUCRE de lait.
Carbone.....	42,10	36,36	40,46	40,00
Hydrogène...	6,43	7,07	6,61	6,67
Oxygène.....	51,47	56,57	52,93	53,33
	100,00	100,00	100,00	100,00

En d'autres termes :
12 molécules de charbon et 11 molécules d'eau, peuvent représenter le sucre de canne;
12 molécules de charbon et 12 molécules d'eau, le sucre

incristallisable;
12 molécules de charbon et 14 molécules d'eau, la glucose;
24 molécules de charbon et 24 molécules d'eau, le sucre de lait.

Toutefois on s'accorde à considérer comme étant un seul et même corps, la substance sucrée cristallisable que l'on extrait du miel, du raisin, de l'urine des diabétiques, et celle dans laquelle se transforment la cellulose, la dextrine, la lactose, le sucre de canne et le sucre liquide, par suite de l'action des acides ou autrement.

Le sucre que l'on extrait du parenchyme du foie lors de la digestion, paraît être également identique avec la glucose.

La glucose, qui fait partie du sucre interverti, est ordinairement en petits grains blanchâtres, formés d'un grand nombre de lamelles s'irradiant autour d'un centre commun et formant ainsi des sortes de sphéroïdes hérissés de pointes. Ces grains ayant peu de consistance se groupent en mamelons semi-globuleux de formes indéterminables, analogues à ceux que présentent les choux fleurs.

Le glucose ou sucre de raisin a pour composition $C^{12}H^{15}O^{14}$; elle est soluble dans une fois et un tiers son poids d'eau et très-soluble dans l'alcool, plus que le sucre de canne.

La saveur sucrée de la glucose est douceâtre, beaucoup moins intense que celle du sucre de canne ; il faut deux fois et demie autant de glucose que de sucre de canne pour sucrer au même degré le même volume d'eau. Ses dissolutions essayées au polarimètre devient le plan de polarisation des rayons lumineux vers la droite. Chauffée à + 60° centigrades, la glucose se ramollit; à 100° elle se fond et perd deux équivalents d'eau, c'est-à-dire 9 pour 100 ; elle a alors la même composition que le sucre incristallisable et se transforme en une masse jaune et déliquescente à 140° où elle se caramélise.

Chauffée davantage, elle donne des gaz inflammables, de l'oxyde de carbone, de l'acide carbonique, des huiles brunes, de l'acide acétique, de l'acétone, une matière appelée assamare, enfin un

TROISIÈME PARTIE

résidu de charbon.

Elle est inaltérable par les acides les plus énergiques; elle est, au contraire, très-altérable par les alcalis.

A froid, à la température de + 32°, elle ne subit aucune transformation par les acides sulfurique et chlorhydrique étendus. Avec les mêmes acides étendus et bouillants, elle se convertit en une matière brune ou noire (ulmine) en acide ulmique et acide formique.

L'acide sulfurique la transforme en acide sulfoglycique ($C^{24}H^{20}O^{20}SO^{3}$).

L'acide azotique la change en acide oxalique et acide saccharique. Chauffée avec la soude, la potasse ou leurs carbonates, la glucose forme des combinaisons que l'on est convenu d'appeler glucosates, combinaisons éphémères, qui se détruisent presque aussitôt et donnent lieu à un produit rougeâtre contenant de fulmine, de l'acide formique, etc., qui, par des métamorphoses ultérieures, se convertissent en eau, en acide carbonique et en produits ulmiques.

Cependant M. Péligot a pu obtenir le glucosate de baryte, le glucosate de chaux et le glucosate de plomb.

La glucose s'unit plus difficilement avec les bases que le sucre de canne.

« La glucose en solution attaque à la température ordinaire et par simple contact, le carbonate de chaux et se combine avec sa base ; elle agit ainsi à l'égard de certains métaux bien décapés, le cuivre, le zinc, l'étain, le plomb. »

« C'est, dit M. Longet, un bon dissolvant du carbonate et du phosphate de chaux, et sans doute c'est « par son intermédiaire que le fœtus de l'oiseau emprunte à la coque d'œuf la chaux dont il s'enrichit « sans cesse. »

Jean-Charles Herpin

L'eau pure ne dissout que 1/1000 de son poids de chaux ; l'eau sucré en dissout une quantité considérable. —C'est un moyen très-commode d'employer la chaux en médecine.

N'est-ce pas à cette propriété dissolvante qu'il convient de rapporter les bons effets de la cure aux raisins dans certains cas de gravelle, de rhumatisme, etc. ?

Si la glucose peut déplacer les acides faibles, tels que l'acide carbonique et l'acide sulfhydrique, de leurs combinaisons salines, elle est complètement sans action sur les sels plus stables formés par des acides plus forts, tels que l'acide phosphorique, l'acide sulfurique, etc. ; mise en présence des phosphates alcalins, elle ne donne lieu à aucune décomposition ni à aucune coloration semblables à celles qui s'effectuent en présence des carbonates.

La glucose se combine facilement avec le sel marin, A 100° elle réduit le tartrate de cuivre, en solution dans la potasse; c'est une propriété qui sert à la reconnaître.

La glucose réduit aussi le sulfate et l'acétate de cuivre, l'azotate de protoxyde de mercure, le bichlorure de mercure, l'azotate d'argent et le chlorure d'or.

Mais pour que ces réductions s'opèrent, il faut ajouter à la glucose de la potasse ou de la soude qui saturent les acides et transforment la glucose en matières ulmoniques seules propres à opérer la réduction et absorber l'oxygène. (M. Mialhe.)

La glucose n'a point la propriété de s'unir directement à l'oxygène; elle doit être décomposée, transformée en substances nouvelles, qui, seules, sont propres à absorber l'oxygène, à se combiner avec lui; et ces transformations ne peuvent avoir lieu que sous l'influence des alcalis libres ou carbonatés.

Dans ses transformations ultimes, la glucose donne naissance à des produits toujours identiques : eau, acide carbonique, et matières ulmiques.

TROISIÈME PARTIE

Sous l'influence des ferments légèrement acides, surtout de ceux qui contiennent l'acide citrique, manque ou tartrique, la glucose se transforme en eau, en alcool et acide carbonique. On trouve parfois dans le liquide fermenté de l'alcool amylique, butylique ou propylique.

La glucose peut encore éprouver la fermentation lactique, butylique ou visqueuse.

Dans ce dernier cas il se forme une certaine quantité de mannite.

Ne serait-ce pas à cette transformation de la glucose en mannite que l'on doit attribuer les effets purgatifs de certaines variétés de raisins?

Quand le ferment présente une réaction alcaline, la glucose se transforme en acide lactique sans aucun dégagement de gaz.

L'acide lactique se décompose sous l'influence du ferment. Il se dégage de l'hydrogène et il se forme de l'acide acétique et butyrique. Le vesou, ou jus exprimé delà canne, est formé comme il suit :

D'après MM. Péligot et Plague.

Sucre solide cristallisable..	209,0	208,0
Sucre soluble incristallisable	»	7,5
Sels divers...............	1,7	traces.
Matières organiques.......	2,3	0,8
Eau....	787,0	783,7
	1,000,0	1,000,0

Le nectar des fleurs contient, d'après Braconnot:

Sucre de canne.	13
Sucre liquide, ou incristallisable..........	10
Eau......................................	77
	100

Le sirop de raisin est un mélange de sucre de fruits et du même sucre devenu cristallisable, très-analogue au sucre de fécule (ou glucose). Cette transformation en glucose cristallisable se complète à la longue; mais ni le sucre de raisin modifié ni le sucre de fécule ne peuvent remplacer à poids égal le sucre de canne ou de betterave ; car celui-ci est deux fois et demie plus sucré et trois fois plus soluble dans l'eau, outre que sa saveur est plus douce et plus agréable. (M. Payen.)

A une saveur plus ou moins sucrée, tous les sucres joignent les propriétés et les caractères chimiques suivants :
1° Ils ont une composition chimique qui peut toujours se représenter par de l'eau et du charbon.
2° Ils se décomposent par la chaleur en donnant naissance à des produits bruns caramélisés?
3° Ils se convertissent en alcool et en acide carbonique sous l'influence des ferments azotés.
4° Us sont solubles dans l'eau et l'alcool affaibli.
5° Ils s'oxydent avec une grande facilité, en fournissant, lorsqu'on les traite par l'acide azotique, de l'acide oxalique et même de l'acide carbonique.
6° Ils ne sont précipitables ni par l'acétate ni par le sous-acétate de plomb.

L'acide succinique, la glycérine, l'acide carbonique et l'alcool dérivent évidemment du sucre.

Lorsque le sucre naturel existe dans un liquide contenant des acides libres, comme cela a lieu dans les fruits, le raisin, etc., on l'appelle sucre de fruits, de raisins, ou glucose.

Au contraire, lorsque le sucre est dissous dans un liquide neutre, comme dans le sucre de canne, de betterave, sa composition et ses propriétés diffèrent du précédent.

En préparant des confitures avec le sucre de canne ou de betterave, celui-ci se transforme en sucre de fruits, parce qu'il se trouve en présence d'un acide libre.

TROISIÈME PARTIE

Le sucre de canne renferme : 72 parties de charbon combinées à 99 parties d'eau.

Dans le sucre de fruits pour la même quantité de charbon (72), le sucre de fruits incristallisable contient 108 parties d'eau.

On supposait naguère que ni l'amidon ni le sucre de canne n'existaient dans les fruits à jus acide, M. Buignet a démontré la présence du sucre de canne dans un grand nombre de ces fruits.

Voici les quantités de sucre de canne et de sucre total contenus dans les divers fruits examinés ; la différence représente la proportion du sucre de fruits:

	Suc. de canne.	Suc. total.
Abricots.	6,4	8,785
Pommes de reinettes grises nouvelles...	5,28	13,999
— conservées	3,20	15,830
— d'Angleterre	2,19	7,649
— de Calville conserv.	0,43	6,250
Prunes de mirabelle.	5,24	8,670
Oranges.	4,22	8,578
Citrons.	0,41	1,466
Framboises.	2,01	7,330
Pêches.	0,92	1,991
Poires Saint-Germain, conservées	0,36	8,781

Il ne s'est pas rencontré de sucre de canne dans les fruits qui sont indiqués dans le tableau ci-dessous, mais seulement de la glucose ou du sucre de fruits :

	Sur 100 parties.
Raisin nouveau de Fontainebleau	9,420
Raisin conservé.	16,5
Raisin de serre.	18,370
Raisin vert.	1,600
Groseilles blanches	6,400
Figues violettes du Midi	11,550
Fraises Princesse-Royale.	5,860
Cerises.	10,000
Bigarreaux.	8,250

Jean-Charles Herpin

La matière sucrée du raisin se compose donc : comme Proust l'avait annoncé : 1° de sucre susceptible de prendre une forme concrète ou sucre de raisin, et 2° d'un principe mucoso-sucré.

Tous les raisins contiennent ces deux espèces de sucre; mais le mucoso-sucré est plus abondant dans ; les Kleinberger, par exemple, que dans les chasselas (Oestreicher) et les gutedel. Le sucre de raisin prédomine dans les raisins rouges, notamment dans le pineau, le ruländer et surtout dans le traminer et le riesling.

Le principe mucoso-sucré se distingue du sucre de raisin par son action analogue à celle delà manne. Il active les sécrétions et les excrétions du canal intestinal, tandis que l'autre produit un effet contraire.

Par suite de la présence d'un ferment et de l'acte de la fermentation, le sucre, ainsi que nous l'avons dit, est transformé en alcool et en acide carbonique.

Le premier effet de la fermentation du sucre de canne est sa conversion en sucre interverti, par la fixation de 1 équivalent d'eau.

$$C^{12}H^{11}O^{11} + HO = C^{12}H^{12}O^{12}.$$

Il n'y a qu'un sucre qui fermente directement; c'est le sucre interverti. Mais lorsqu'on ajoute à la solution de sucre de canne un acide quelconque, celui-ci convertit immédiatement le sucre de canne en sucre interverti et la fermentation s'établit promptement.

	ACIDE carbonique.	ALCOOL.	TOTAL.
100 parties de sucre *interverti* donnent....	48,89	51,11	100,00
— *Glucose*...........	44,84	46,12	90,96
— Sucre de *canne*.....	51,27	52,62	103,89

$$\underbrace{C^{12}H^{12}O^{12}}_{\text{Sucre interverti.}} = \underbrace{4CO^2}_{\text{Acide carbonique.}} + \underbrace{2C^4H^6O^2}_{\text{Alcool.}}$$

TROISIÈME PARTIE

D'où il suit que 100 parties de sucre interverti doivent donner :

$$\underline{\begin{array}{l} 48{,}89 \text{ d'acide carbonique} \\ \text{et } 51{,}11 \text{ d'alcool.} \end{array}}$$
$$100{,}00$$

Toutes les fois que par un moyen quelconque on porte sur les éléments de l'alcool une quantité suffisante d'oxygène, on le convertit complètement en acide acétique.

$$\underbrace{C^4H^6O^3 + O^4}_{\text{Alcool.}} = \underbrace{C^4H^3O^3 + 3HO}_{\text{Acide acétique.}}$$

L'acétification n'est donc qu'une oxydation de l'alcool.

DU RÔLE PHYSIOLOGIQUE ET DE L'IMPORTANCE DU SUCRE OU GLUCOSE DANS L'ÉCONOHIE ANIMALE.

Le rôle physiologique d'une substance dépend absolument de sa constitution chimique. (Lehmann.)

Le chimiste distingue les diverses espèces de matières sucrées, la glucose (sucre de raisins, de fécule, etc.), le sucre de canne ou de betterave, le sucre liquide ou de fruits et la lactose ou sucre de lait, dont la composition chimique présente d'ailleurs fort peu de différences; mais pour le physiologiste, au point de vue de la nutrition, il n'y en a qu'une seule espèce, qui se présente à l'absorption sous une seule et même forme, sous la forme de glucose, soit que le sucre provienne des fruits, des raisins, de la canne, de la lactose ou de la digestion des substances féculentes, etc.

Tous nos aliments végétaux, fécules, gommes, etc., contiennent du sucre ou bien en produisent dans l'économie animale en se transformant plus ou moins en glucose ou matière sucrée soluble et absorbable.

La glucose est un des principes constituants du sang, de la lymphe, du chyle, du lait, du blanc et à jaune d'œuf; on la trouve dans presque tous les liquides de l'économie, aussi bien dans ceux qui servent à la nutrition, que dans ceux qui sont le siège de transmutations très-actives ; ce qui prouve évidemment qu'elle prend une part essentielle dans certaines réactions de l'économie ; d'ailleurs, l'importance physiologique du sucre est attestée par la nature elle-même qui fait sécréter constamment et abondamment la glucose par le foie, qui est l'un des principaux organes de l'économie animale.

La glucose est un élément constant du sérum et du sang.

Toutefois, dans les conditions normales, elle n'y entre qu'en faible quantité; mais après l'ingestion d'aliments féculents ou sucrés, les proportions delà glucose peuvent augmenter beaucoup et atteindre 0,5 pour 100.

Le sang de la veine porte ne renferme que des traces de glucose, tandis que celui des veines hépatiques en est très-chargé. Dans le sang des diabétiques, on trouve rarement plus de 0,05 pour 100 de glucose. (Lehmann.)

On trouve toujours de la glucose dans les intestins, immédiatement après l'ingestion des aliments féculents.

Les matières amylacées insolubles se transforment en dextrine et en sucre soluble, dans les plantes, sous l'influence de la végétation; quand elles doivent être utilisées, au moment de la germination, elles deviennent solubles, se transforment en dextrine, puis en sucre.

Des phénomènes analogues se passent au sein de l'économie animale, quand on y introduit les matières féculentes; elles deviennent d'abord solubles, puis se transforment en glucose et peuvent être absorbées; l'oxygène amené par l'acte de la respiration, les brûle pour produire la chaleur nécessaire à l'entretien de la vie

TROISIÈME PARTIE

et les convertit en eau et en acide carbonique.

Les transformations des matières sucrées sont plus faciles que celles des matières féculentes.

L'urine, dans l'état normal, ne contient de la glucose qu'après que celte substance a été ingérée en grande quantité à la fois, et dans un temps très-court. — Même dans ce cas, l'urine n'en renferme se décompose assez rapidement dans l'intérieur de la vessie.

La glucose passe très-aisément dans les urines lorsqu'on l'injecte dans une veine. Des expériences ; faites sur des lapins ont montré qu'elle apparaît déjà dans l'urine dès que le sang en contient au-delà de 4 pour 100; mais, dans le cas d'une proportion moindre, la glucose se décompose entièrement dans la circulation. (Lehmann.)

Quand on fait pénétrer, par la bouche, de grandes quantités de sucre, dans le canal digestif, ce sucre, d'après des expériences directes, se répand rapidement (dans l'espace d'une heure) sur une grande longueur de ce canal, et arrive en général jusqu'au cœcum. On trouve alors, dans l'intestin grêle, une heure environ après l'ingestion, une dissolution étendue, parfois tout à fait limpide de sucre, qui disparaît de l'intestin plus ou moins rapidement, suivant son degré de concentration.

En général, l'absorption du sucre ne s'effectue que très-lentement ; d'où il résulte qu'on ne le rencontre que rarement en quantités appréciables dans le chyle et dans le sang de la veine porte. La quantité de sucre absorbé n'est d'ailleurs pas proportionnelle à la quantité de sucre brûlé dans le sang ; après une ingestion abondante, la proportion du sucre contenu dans le sang peut s'élever jusqu'à 0,6 pour 100, mais l'excédent est enlevé par les reins et rejeté avec les urines.

De l'augmentation du sucre dans le sang, après l'ingestion de cette substance, on peut déjà conclure que la majeure partie en est absorbée sans éprouver aucune transformation ; une portion cependant de ce sucre se transforme toujours en acides. (Lehmann.)

On peut conclure de la rapidité avec laquelle le sucre apparaît dans le sang, après avoir été introduit dans l'intestin (une heure et demie ou deux heures après ce moment), que le sucre est, pour la majeure partie, absorbé directement par les capillaires des veines.

On trouve toujours, en effet, de petites quantités de sucre dans le chyle, après une ingestion abondante de cette substance.

La glucose se forme dans le foie ; cette substance y est très-abondante.

Les belles recherches de M. Claude Bernard ont parfaitement établi que le foie contient de la glucose lors même qu'on n'a introduit dans l'économie ni aliments sucrés ni matière amylacée ; que ce viscère sécrète du sucre dans les circonstances normales ; que le sang contenu dans les veines du foie est riche en sucre, tandis que celui de la veine porte ne contient pas de traces de cette substance.

Le même savant physiologiste a découvert un autre fait non moins important et qui n'avait jamais été soupçonné, à savoir que le poumon, qu'un muscle qui se développe, de même que la graine qui germe, contiennent une matière susceptible de se transformer en sucre. Tant que l'être vit, ce sucre, pour ainsi dire à l'état naissant, est sans doute éliminé, transformé aussitôt que produit, et ne peut pas alors être décelé, mais au moment où les fonctions vitales viennent à cesser, l'évolution spontanée. de cette sorte de fécule animale, que nous n'avons pu isoler jusqu'à présent, continue néanmoins, mais alors comme un simple phénomène chimique.[1]

Le sucre, qui se rencontre dans le végétal partout où il y a un développement à accomplir, dans la germination des graines, au moment où l'embryon s'accroît, dans la sève, quand les bourgeons grandissent, ne serait-il pas aussi, dit M. Le Brument, une condition du développement des tissus animaux, au moment où ce développement s'opère avec la plus grande intensité, c'est-à-dire pendant la vie fœtale ; ce milieu, albuminoïde et sucré, ne se retrouverait-il pas lorsque l'évolution a lieu dans l'animal, où tout

---

1 Leçons de physiologie expérimentale, 1854-1855, p. 244.

commence encore par une cellule comme dans le végétal?

La glucose est parmi les sucres végétaux celui qui se rapproche le plus du sucre de lait par sa composition élémentaire, et celui-ci se comporte de même que la glucose, quant à sa transformation en acide lactique et butyrique.

Comme on trouve dans le chyle et dans le sang du sucre de raisin, qui pour la composition et les propriétés ressemble beaucoup au sucre de lait, il faut que celui-ci dérive du sucre et des substances amylacées de nos aliments qui se changent en sucre, Mais il est probable que le sucre de lait ne prend sa naissance que dans les glandes mammaires, aux dépens de la glucose. (Lehmann.)

Le sucre de lait est un corps adipogène comme le sucre de raisin. Il se distingue du sucre de raisin en ce que la levure seule ne lui fait pas éprouver la fermentation vineuse. Mais l'addition d'un acide rend le sucre de lait également fermentescible.

Le sucre de lait cristallisé se dissout dans l'eau, il est composé, comme l'acide lactique, de carbone, d'hydrogène et d'oxygène dans les mêmes proportions que le sucre de raisin. Le sucre de lait, comme le sucre de canne, traverse très-rapidement l'intestin grêle tout entier ; une heure après l'ingestion, on peut le suivre jusqu'au cœcum ; comme le sucre de canne et la glucose, il détermine une réaction fortement acide dans le jéjunum et l'iléum; cette réaction ne disparaît que trois à quatre heures après l'ingestion du sucre. (Lehmann.)

Le rôle que la glucose et les matières sucrées accomplissent dans l'économie pour concourir à l'alimentation est de deux sortes :

1° D'une part elles servent par leur combustion à produire la chaleur animale nécessaire aux réactions chimiques qui entretiennent la vie.

2° D'une autre part, le sucre se transforme, en partie du moins, en acides dans l'intérieur des organes digestifs, et cet acide contribue par ses propriétés dissolvantes à l'absorption des matières alimentaires contenues clans les intestins.

3° Enfin la glucose et les substances amylacées sont éminemment adipogènes, et peuvent être converties en graisse dans l'économie.

Les substances hydrocarbonées, telles que le sucre, les fécules, les graisses, qui sont analogues par leur composition chimique au bois et à l'huile que nous brûlons dans nos foyers domestiques, sont uniquement destinées à produire la chaleur vitale, sans laquelle les décompositions et les réactions chimiques nécessaires à l'entretien de la vie animale ne pourraient avoir lieu.

Pendant l'acte de la respiration le carbone et l'hydrogène qui constituent ces substances, lorsqu'elles sont absorbées, mélangées au sang et qu'elles circulent avec lui, sont brûlés tant dans les poumons que dans l'intérieur des vaisseaux sanguins, par suite de leur contact avec l'oxygène de l'air atmosphérique. C'est cette combustion qui entretient la chaleur animale.

Les produits de cette combustion rejetés au dehors à chaque expiration sont, comme la fumée de nos foyers ordinaires, composés de gaz carbonique et de vapeur d'eau.

Cependant, quoique l'on admette généralement que le sucre formé dans le tube digestif aux dépens des substances féculentes, est surtout employé aux combustions de l'acte respiratoire, etc., que le dernier terme des métamorphoses de ces matières se résume à la transformation de leurs éléments en eau et en acide carbonique, cependant, tout le sucre formé dans l'organisme, soit dans le foie aux dépens des substances azotées, soit dans le tube digestif avec les féculents, ne peut pas être brûlé pour les besoins de la respiration; car, s'il disparaît souvent après son passage dans les poumons, souvent aussi on le rencontre dans la circulation générale ou dans les tissus, sous sa forme spéciale ou transformé en acide lactique.

Avant son oxydation, le sucre éprouve certainement des transformations diverses qui le rendent apte à concourir à certaines réactions utiles à la vie. C'est ainsi qu'il se transforme, en partie du moins, en acides; une certaine quantité d'acide se forme déjà dans le tube intestinal, aux dépens du sucre résultant de la matière amylacée ; cet acide contribue, par ses propriétés dissolvantes, à l'absorption du contenu de l'intestin. (Lehmann.)

TROISIÈME PARTIE

La glucose est donc très-importante aux yeux du physiologiste, non-seulement comme élément calorifique, mais encore comme principe nutritif abondant et utile à l'accomplissement de certaines fonctions.

Nul doute que la glucose ne doive être très-assimilable et facilement absorbée, puisque toutes les espèces de sucre se convertissent en glucose dans l'économie et que celle-ci disparaît très-facilement, quand on en injecte une solution dans les veines d'un animal, clans les conditions voulues.

Le sucre de canne, injecté dans les veines, n'est point décomposé; il est entièrement éliminé par les, urines, tandis que la glucose disparaît, décomposée et brûlée, sans laisser de trace dans aucune sécrétion.[1]

Sous l'influence de la salive le sucre se transforme en acide lactique; celui-ci paraît favoriser la métamorphose des substances albuminoïdes et faciliter l'absorption du contenu de l'intestin.

Le sucre n'est point attaqué par le suc gastrique d'une manière spéciale. Lorsqu'il est longtemps maintenu en contact avec ce liquide, il se forme de l'acide acétique et de l'acide lactique.

Mais la même réaction se montre quant au lieu de suc gastrique on emploie des matières albuminoïdes quelconques. Aussi la formation de l'acide acétique et de l'acide lactique aux dépens du sucre se montre-t-elle sur tous les points de l'intestin.

« La glucose, dit M. Jules Béclard,[2] en présence « des liquides organiques et de la température du corps des animaux, donne naissance à de l'acide lactique. Cette transformation de la glucose en acide lactique précède-t-elle nécessairement l'absorption? Non. M. Becker a démontré dans trois séries d'expériences instituées sur

---

[1] Expériences de MM. Claude Bernard, Bouchardat, Sandras, Lehmann, Mialhe, etc.

[2] Traité élémentaire de physiologie. Paris, 1862.

plus de quatre-vingts lapins, que la glucose introduite dans une anse intestinale ou ingérée dans l'estomac à l'aide d'une sonde œsophagienne, est absorbée en nature, car on trouve constamment du sucre dans le sang de l'animal deux, trois ou quatre heures après l'expérience. »

Non-seulement les matières grasses de l'alimentation peuvent former des dépôts adipeux dans l'organisme, mais la glucose, la fécule, et les diverses substances amylacées, etc., peuvent se transformer en graisse. C'est pourquoi on leur a donné le nom de substances adipogènes.

L'amidon et la dextrine se changent en sucre, le sucre en acide butyrique, et ce dernier en d'autres graisses. (Moleschott.)

Le résultat de la digestion des substances adipogènes est donc leur transformation en graisse. (Moleschott.)

Cette métamorphose de la glucose en matière grasse explique comment les animaux, nourris seulement avec des végétaux, peuvent s'engraisser.

Des expériences faites sur des animaux engraissés avec du sucre, ou sur des abeilles nourries de miel débarrassé de cire, ont démontré qu'il peut se former de la graisse dans l'économie aux dépens des hydrates de carbone ; mais on ne sait ni quel est le siège de cette transformation, ni à quelle réaction elle se trouve liée. (Lehmann.)

Chez les herbivores, particulièrement ceux dont l'alimentation est en si grande partie composée de matières non azotées, la chair est tendre et très abondamment fournie de tissus adipeux.

Il y a, certes, chez ces animaux une grande quantité de sucre qui n'est pas brûlée dans l'acte respiratoire; aussi est-il généralement admis que le sucre non employé dans l'organisme subit certaines modifications par l'intermédiaire desquelles il arrive à constituer la graisse. Les expériences de M. Liebig lèvent d'ailleurs tous les doutes à cet égard.

On a remarqué dans certains vignobles que les vendangeurs qui, pendant plusieurs semaines, se nourrissent exclusivement de raisins acquièrent un embonpoint remarquable.

Ainsi s'explique le fait en apparence peu digne de croyance, et qui nous a été affirmé par le docteur Hirsch de Bingen qui l'a observé et constaté un grand nombre de fois, à savoir que la plupart des personnes qui font la cure aux raisins dans cette localité, engraissent et augmentent en poids de 5 à 6 kilogrammes dans l'espace de quelques semaines.

On ne connaît pas d'une manière précise la nature des métamorphoses ou dédoublements en vertu desquels le sucre se transforme en graisse. Il ne le peut toutefois qu'à la condition de perdre une certaine proportion d'oxygène, car les matières grasses sont moins riches en oxygène que le sucre.

On ne sait pas non plus avec certitude quelle est la série de transformations qu'éprouvent le sucre et la graisse pour se métamorphoser définitivement en eau et en acide carbonique. Il est probable, cependant, que l'acide lactique et l'acide oxalique qui s'unissent aux alcalis du sang, au fur et à mesure de leur formation, constituent les phases intermédiaires de l'oxydation du sucre et des matières grasses.

Mais ce qu'il importe au physiologiste de savoir, c'est que sous l'influence des ferments, la glucose peut tantôt subir des décompositions, et tantôt des transformations qui varient suivant la nature de ces produits mômes dans l'économie.

Si l'on considère avec quelle facilité le sucre et ses dérivés entrent en combinaison avec certaines matières minérales, telles que plusieurs oxydes ou sels métalliques, la chaux, la silice, les sels de soude, de cuivre, etc., on doit comprendre, dit M. Le Bruinent, que sous de semblables influences, des modifications importantes puissent être apportées dans l'action du sucre comme dans les métamorphoses qu'il subit. Aussi est-il probable que le sucre n'est pas étranger à la formation des os, comme le pense M. Verdeil, et comme nous le croyons aussi, car l'affinité du sucre pour la chaux et la silice, et sa transformation en substance gélatineuse, démontrent, ce nous semble, qu'il est appelé à concourir d'une manière toute particulière à la génération et l'entretien du tissu osseux, de môme qu'il pourrait bien servir de véhicule à certains corps dont il faciliterait ainsi l'accumulation dans quelques organes, le foie par exemple.

Le sucre paraît nuisible aux animaux des ordres inférieurs.

D'après les expériences de Carminati, plus on descend dans l'échelle des êtres, plus le sucre devient nuisible. Il tue presque instantanément les animaux à sang froid, les lézards, les grenouilles même, lorsqu'il est appliqué à l'extérieur.

Ainsi que nous l'avons dit, le sucre qui provient de la digestion des féculents ou des matières glycogènes et celui qui provient du foie disparaît peu à peu dans le sang au fur et à mesure qu'il y est versé, car, d'une part, il ne s'accumule point dans ce liquide, d'autre part on ne le rencontre point normalement dans les excréments ni les produits des sécrétions excrémentitielles.[1]

La destruction de la glucose dans l'économie est un phénomène de combustion ; c'est par l'intervention des alcalis du sang que la glucose et ses congénères se décomposent, s'oxydent, brûlent et deviennent de véritables aliments respiratoires. Les phénomènes généraux de combustion intravasculaire sont en rapport direct avec la destruction de la glucose : tout ce qui active la circulation et la respiration, marche, travail, efforts musculaires, air pur et abondant, est favorable à cette destruction. Les derniers termes de la transformation du sucre sont de l'acide carbonique et de l'eau qui s'échapperont par les diverses voies de sécrétion et d'exhalation.

[1] « Il me parait hors de doute, dit J. Muller (Manuel de physiologie, 2e édition, Paris, 1851), d'après les expériences de Tiedemann et Gmelin, sur des oies nourries seulement de sucre ou d'amidon, que les aliments non azotés sont éliminés du corps sous la forme de principes constituants de la bile. »

TROISIÈME PARTIE

Voici comment M. Mialhe explique la destruction de la glucose dans l'économie : « Dans l'économie animale la glucose ne pourra pas se transformer en matières ulmiques pour se combiner avec l'oxygène sans l'intervention des carbonates alcalins.

« A l'état normal, ces carbonates alcalins existent en grande proportion dans le liquide sanguin : la glucose trouve donc, dans l'économie, toutes les conditions favorables à sa transformation et à son oxygénation.

« A son arrivée dans le liquide sanguin, la glucose décompose les carbonates alcalins, forme avec les bases de nouveaux produits (glucosates) et met en liberté l'acide carbonique les glucosates, sels très peu stables, se transforment rapidement en acides glucique, ulmique, formique, ou plutôt en glyciates, ulmiates, formiates, lesquels se combinent avec l'oxygène du sang et subissent une véritable combustion, en donnant naissance à de l'eau et à de l'acide carbonique.

« Voilà une quantité d'acide carbonique qui provient de deux sources bien distinctes : d'une part de la décomposition des carbonates alcalins, et d'autre part de la combustion des sels dérivant de la glucose. Une partie de cet acide carbonique est rejetée de l'économie, l'autre partie reste pour se combiner avec les alcalis rendus libres par la combustion et reformer des carbonates qui, à leur tour, vont servir à décomposer la nouvelle quantité de glucose arrivant dans le torrent circulatoire.

« C'est sur la décomposition de la glucose par les alcalis que nous avons fondé nos opinions sur la cause et le traitement du diabète. En effet, lorsque nous avons cherché les causes de destruction de la glucose dans l'économie, nous avons commencé à établir, par des expériences qui peuvent être facilement vérifiées, que la glucose seule, soit à froid, soit à chaud, n'a aucune affinité pour l'oxygène, et est complètement sans action sur le bioxyde et les sels de cuivre ; qu'elle n'acquiert de propriété réductive, qu'elle ne peut absorber l'oxygène et se combiner avec lui, qu'autant qu'elle est décomposée, transformée en substances nouvelles, et que ces transformations ne peuvent avoir lieu que sous l'influence des alcalis libres ou carbonates.

« Ces faits incontestables nous ont conduit à penser que, dans l'économie animale, la glucose doit être soumise aux mômes lois chimiques et qu'elle ne peut se combiner avec l'oxygène sans l'intervention des éléments alcalins.[1]

« Faut-il s'étonner de la rapide combustion que subit le sucre dans le sang, dit Lehmann, lorsqu'on voit cette substance en présence des alcalis s'emparer même de l'oxygène combiné, et l'enlever à l'oxyde de cuivre et à plusieurs autres oxydes? »

Le sucre seul ou la diète alimentaire sucrée seule est inhabile par elle-même à entretenir la santé et à réparer les forces, mais il ne faudrait pas conclure de là que la privation absolue de sucre serait sans préjudice pour l'économie? Non, sans doute, dit M. Fonssagrives, l'abondance avec laquelle ce principe est répandu dans les substances végétales ou animales qui servent à l'alimentation, la constance de cette curieuse fonction glucogénique du foie que la physiologie contemporaine a étudiée dans ses principaux détails, sont autant de raisons de croire que le sucre joue dans l'économie un rôle d'une grande importance, et que la nutrition ne saurait se passer de ce principe qui, pendant la lactation, est, en quelque sorte, la base de la nourriture du jeûne être.

Si le rôle que joue le sucre dans l'état physiologique est d'une haute importance, il ne l'est pas moins, on doit le comprendre, dans l'état morbide. La présence en excès ou la diminution du sucre dans l'organisme, l'exagération ou la suspension de la fonction glucogénique du foie, l'augmentation ou l'abaissement du chiffre de la fibrine dans le sang, l'accumulation ou la disparition de la graisse dans les tissus.... sont autant de circonstances qui se rattachent à la môme question dont l'étude est d'un haut intérêt pour l'élucidation de certains phénomènes pathologiques, pour l'interprétation des

---

[1] M. Mialhe, Chimie appliquée à la physiologie, Paris, 1856. p. 4,64, etc. — Idem. Destruction du sucre dans l'économie animale (Union médicale, 24 janvier 1856).

TROISIÈME PARTIE

modifications survenues dans les actes nutritifs sous l'influence de la gestation, de l'allaitement, etc.

L'abus du sucre n'est pas sans inconvénients ; il détermine une persistance désagréable des enduits mucoso-bilieux de la langue, l'exagération de la soif, l'anorexie, et quelquefois aussi chez les gastralgiques, des crampes dues sans doute à la formation surabondante d'acide lactique qui s'opère dans l'estomac. Les malades ne tardent pas, fort heureusement, à arriver à une satiété préservatrice, et protestent contre cet abus du sucre en manifestant un besoin énergique des boissons à goût acidulé, vineux, ou amer. Cet inconvénient est surtout réel pour les adultes et les vieillards ; mais le sucre-est le véritable condiment de l'alimentation des enfants, habitués à le trouver en grande quantité dans le lait qui forme leur nourriture exclusive pendant les premiers temps de leur vie.[1]

La glucose éprouve-t-elle dans l'économie de l'homme vivant la fermentation alcoolique?

Il semblerait, tout d'abord, que la glucose est dans les conditions les plus propices pour qu'il en fût ainsi ; car elle se trouve dans l'estomac en présence du suc gastrique qui contient un ferment, la pepsine, et un acide, l'acide lactique.

Cependant si la fermentation alcoolique devait se produire dans ces circonstances, l'ingestion de quelques verres d'eau sucrée produirait l'ivresse et de la chaleur. On sait parfaitement qu'il est loin d'en être ainsi.

Le sucre est au contraire un remède contre l'ivresse. Un grand nombre d'ivrognes préviennent les suites de l'ingestion d'une trop grande quantité de liqueurs alcooliques en croquant plusieurs morceaux de sucre.

L'expérience, du reste, a démontré que la glucose subit la fermentation lactique et ne l'éprouve qu'après son absorption.

---

[1] Fonssagrives, Hygiène alimentaire. Paris, 1861, p. 254.

La réalité de ce dernier phénomène a été mise hors de doute par les expériences de M. Liebig.

Pour qu'un ferment détermine la décomposition de la glucose en alcool et en acide carbonique, il faut qu'il soit acide aux papiers colorés.

Mais lorsque les ferments présentent une réaction alcaline, ils transforment le plus souvent la glucose en acide lactique, sans qu'il se développe aucun gaz.

L'acide lactique se décompose sous l'influence du ferment, avec dégagement de gaz hydrogène en donnant de l'acide acétique et de l'acide butyrique.

Il résulte de ces faits, ainsi que de tous ceux que nous avons exposés dans ce chapitre, que la glucose ou le suc des raisins, ne peut point éprouver la fermentation alcoolique, dans l'économie, amener l'alcoolisation ou l'ivresse, ainsi qu'ont paru le craindre certaines personnes étrangères aux connaissances de chimie physiologique.

DIABÈTE SUCRÉ. — GLOCOSURIE.

Lorsque par suite d'un état morbide ou anormal du foie, la production du sucre, dans cet organe, est exagérée ou surabondante, il en résulte une maladie particulière que l'on nomme diabète sucré, dans laquelle les malades rendent du sucre avec les urines.

« Le diabète sucré. —Glucosurie, diabète vrai, phthisie sucrée, — est une maladie caractérisée par une excrétion très-abondante d'urine, contenant toujours une matière saccharine cristallisable, analogue au sucre de fécule, accompagnée d'une augmentation notable de l'appétit, d'une soif inextinguible et d'un amaigrissement progressif.

L'urine est excrétée en grande quantité (de 5 à 8 kilogrammes en vingt-quatre heures) ; son abondance est supérieure en général à celle des boissons ingérées. Ce liquide est presque incolore, transparent et le plus souvent inodore au moment de son émission. Sa saveur est douce, sucrée ; sa pesanteur spécifique, d'autant plus grande, et son urée d'autant moins abondante, qu'il contient plus de sucre, lequel peut être obtenu par l'évaporation et la cristallisation. La matière sucrée, qui est analogue au sucre de fécule, se démontre, en introduisant dans l'urine renfermée dans un tube, un excès de potasse caustique, qui, par l'ébullition à la flamme d'une lampe à l'alcool, lui communique une couleur brune rougeâtre que ne présente aucune des autres urines soumises à la même expérience.

L'urine des diabétiques, fermente et donne de l'alcool à la distillation.[1]

Le sucre de foie ou de diabète est analogue mais non identique au sucre de fécules ou de raisins ; il diffère de ces derniers par quelques caractères physiques et physiologiques.

Les recherches modernes ont appris que les urines peuvent contenir du sucre dans une foule de cas.

M. Blot a démontré la présence de ce principe dans l'excrétion urinaire d'un certain nombre de femmes enceintes, dans celle de toutes les femmes en couche et de toutes les nourrices. M. Leudet, de Rouen, a établi la coïncidence de la glucosurie et des accidents cérébraux chez les paraplégiques. Goolden a trouvé du sucre chez les enfants pendant la dentition; Prout, chez les sujets dyspeptiques et âgés ; M. Burdel, de Yierzon, en a constaté la présence dans les urines de tous les malades en proie la fièvre intermittente ; et, les proportions de la glucose urinaire seraient, suivant cet observateur, en rapport avec la violence des accès. Enfin, tout le monde connaît les belles expériences de M. Cl. Bernard, établissant, qu'il suffit de piquer le plancher du quatrième ventricule du cerveau pour

---

[1] Pour reconnaître facilement s'il y a du sucre dans l'urine, il suffit de porter à l'ébullition, dans un matras d'essayeur, l'urine avec son volume de lait de chaux. Si, après l'ébullition elle ne contient pas de sucre, on n'observera aucune coloration. L'urine sera, au contraire, d'autant plus colorée après son ébullition avec le lait de chaux qu'elle renfermera plus de sucre.

donner aussitôt lieu au diabète.

La cataracte a été notée par quelques auteurs anciens et tout récemment par M. France, parmi les complications et comme l'un des effets du diabète. La relation de cause à effet est inexpliquée; quant aux caractères propres de cette espèce de cataracte, ils rassortissent à la chirurgie (M. Bossu).

Les deux théories qui jouissent le plus de faveur, un sujet des causes du diabète, celles de MM. Bouliardat et Mialhe, se résument en ceci :

1° suivant I, Bouchardat, les aliments féculents sont transformés en sucre, et l'agent de cette transformation est un principe existant dans l'économie des diabétiques, lequel aurait sur l'amidon une action toute semblable l'interruption brusque de la sécrétion acide de la peau, et partant dans la substitution d'une sécrétion acide dans les glandes intestinales à une sécrétion alcaline normale.

2° Pour M. Mialhe, la diastase existe normalement dans la salive, et tous les aliments amylacés qu'on insalive, sont convertis en glucose ; chez l'homme sain, l'alcalinité naturelle du sang suffit pour la transformation delà matière sucrée; mais chez le diabétique, le sang est trop peu alcalin pour que la transformation de la glucose en matière désoxygénante puisse avoir lieu, et le sucre, devenant un corps étranger dans l'économie, doit être rejeté. Reste à savoir à quelle cause est dû le peu d'alcalinité du sang des diabétiques : c'est à la suppression de la sécrétion acide de la peau, et à l'abus des boissons et aliments acides.

M. Claude Bernard a produit chez les lapins un véritable diabète sucré en blessant avec un instrument piquant une certaine partie du quatrième ventricule Au cerveau : cette expérience vient démontrer l'influence de l'innervation et de la perturbation nerveuse dans le développement de la maladie en question.

Suivant l'éminent professeur du Collège de France (M. Cl. Bernard), le diabète sucré est le produit du défaut d'équilibre entre

TROISIÈME PARTIE

le système cérébro-spinale le système nerveux sympathique, lequel a pour effet, en atténuant les phénomènes intimes de la combustion, de donner lieu à la production dans le foie, organe principal de l'hématose, d'un excès de glucose, Dans l'état physiologique, le sucre, une fois formé dans cet organe, en sort par la voie des veines sus-hépatiques qui le transportent au cœur et aux poumons. Il finit de se détruire dans le système capillaire général. Dans le diabète, ce système ne suffit pas pour l'anéantir. De là son élimination par la voie de l'émonctoire urinaire.

Quant au traitement, M. Bouchardat veut que lu malade s'abstienne de végétaux féculents, qu'il remplace le pain ordinaire par du pain de gluten, qu'il prenne une nourriture variée, non exclusivement animale, du vin en quantité notable ; qu'il soit entièrement couvert de flanelle et qu'il prenne chaque jour une potion dont l'opium, la thériaque, carbonate d'ammoniaque et le rhum sont les principaux éléments; de plus, le soir, un bol composé de thériaque et d'extrait d'opium. Quant à M. Mialhe, les féculents ne doivent pas être entièrement proscrits, Il recommande l'eau de Vichy, de bicarbonate soude, les bains de vapeur, l'exercice, la flanelle, etc.

Divers traitements du diabète, fondés sur des hypothèses chimiques aujourd'hui oubliées, n'ont offert que des insuccès. Le régime animal, qui produit de bons effets dans quelques cas, est le plus souvent insuffisant. Il faut y joindre le vin ordinaire, le quinquina, le café, d'autres toniques et beaucoup d'exercice. Aujourd'hui le diabète n'est plus une maladie nécessairement mortelle; à l'aide d'une bonne hygiène, beaucoup de personnes continuent à remplir toutes les fondions organiques malgré la présence ou le retour fréquent de petites quantités de sucre dans l'urine.[1]

Les médecins qui se sont occupés avec le plus de persévérance et le plus de fruit de la glucosurie, dit M. Fonssagrives. sont unanimes à reconnaître que l'abstention du sucre est d'une nécessité absolue

---

[1] Littré et Robin, Dict. de méd. d'après le plan suivi par Nysten, 12e édition. Paris, 1865, article DIABÈTE.

pour les diabétiques ; mais, il faut bien le dire, les analyses sur le résultat desquelles celte interdiction a été basée, prouvent bien, il est vrai, qu'un régime sucré augmente les proportions de glucose contenues dans les urines; mais on ne saurait affirmer, dans l'état actuel de nos connaissances sur cette affection, que ce régime particulier aggrave les accidents.

DE LA CELLULOSE

On a donné le nom de cellulose à la substance qui forme la partie fondamentale du tissu cellulaire ou
des parois des cellules de tous les végétaux et de leurs couches d'accroissement.

Le papier, le linge, le tissu du bois, sont de la cellulose.

Les cellules végétales contiennent tantôt une matière incrustante appelée ligneux, tantôt de petits globules de fécule, tantôt des gommes, des matières albumineuses, des huiles, etc.

Pure, la cellulose est blanche, diaphane, insoluble dans l'eau, l'alcool, l'éther, les huiles fixes ou volatiles.

Sa formule est $C^{12}H^{10}O^{10}$.

Les acides sulfurique et phosphorique la transforment en dextrine, puis en glucose.

La cellulose, mise en contact pendant quelque temps avec l'acide sulfurique, se colore en bleu par l'iode, ce qui semble prouver qu'elle se rapproche de la matière amylacée.

La cellulose, l'amidon, la fécule, les gommes ont la môme composition; elles se changent en dextrine, et alors elles deviennent solubles. Toutes peuvent ensuite, en s'assimilant des quantités d'eau variables, donner naissance à du sucre.

La cellulose, comme la dextrine et le sucre, est une substance adipogène, c'est-à-dire susceptible de se convertir en graisse.

Dans les raisins qui ne sont pas mûrs, les grains ne contiennent que de la cellulose avec les acides et les sels; il n'y a que du marc et du jus acide, peu ou point de sucre.

Mais au fur et à mesure que la maturation du raisin a lieu, la cellulose se transforme en dextrine, puis en sucre. Cette transformation a lieu d'abord immédiatement au-dessous de la pellicule, et de là elle s'étend vers le centre du grain près des pépins.

Lorsque, après avoir été coupés, les raisins sont exposés isolément, pendant quelques jours, aux rayons du soleil, ils continuent à mûrir; la cellulose se convertit promptement en sucre. On obtient ainsi un jus plus sucré, un vin plus généreux, c'est ainsi que l'on prépare, comme nous l'avons déjà dit, le vin de paille, parce qu'on laisse pendant quelques jours les raisins exposés au soleil, étendus sur un lit de paille ou des claies afin d'achever leur maturation.

DE LA PECTOSE.

La pectose est une substance insoluble dans l'eau, mais soluble par l'ébullition dans les acides très étendus et qui accompagne toujours la cellulose dans les fruits qui ne sont pas mûrs. Par la maturation, elle se transforme spontanément dans les fruits en une matière soluble appelée pectine. La pectine existe dans les fruits mûrs; c'est à cette substance que les décoctions végétales doivent la propriété de pouvoir se prendre en gelée. La pectine contient un peu plus d'oxygène que la cellulose des matières amylacées.

Le jus du raisin contient une matière gommeuse et mucilagineuse, qui sont à peu près de la même nature, associées à la pectine et insolubles dans l'alcool. Par leur composition chimique, elles se rapprochent beaucoup de la dextrine et de la glucose.

La formule de la gomme est $C^{12}H^{10}O^{10}$; celle du mucilage est $C^{24}H^{19}O^{19}$.

DES MATIÈRES GRASSES.

On donne le nom de matières grasses à certaines substances que l'on trouve dans les végétaux, et qui constituent les huiles et les graisses.

Les corps gras neutres sont abondamment répandus dans le règne animal et dans le règne végétal: « il n'y a pas d'animal qui n'en soit pourvu, il n'y a pas de feuille qui n'en contienne. » Le suc du raisin en renferme une quantité assez notable.

Indépendamment des matières grasses qui existent, déjà toutes formées dans les végétaux, les principes alimentaires organiques non azotés, résultant des combinaisons de carbone, d'hydrogène et d'oxygène, peuvent se transformer en graisse. On les appelle, à cause de cela, substances adipogènes.

Les substances adipogènes les plus importantes sont l'amidon, la dextrine, le sucre ou les substances amylacées.

Bien que l'on admette généralement que la graisse, engendrée dans l'organisme, dérive directement des hydrates de carbone contenus dans les aliments, cependant, plusieurs faits semblent indiquer que les matières albuminoïdes peuvent aussi, en se décomposant, donner naissance à de la graisse, en même temps qu'à des produits azotés. (Lehmann.)

Les huiles végétales et les matières grasses des animaux présentent une grande analogie dans leur constitution chimique qui est formée de carbone, d'hydrogène et d'oxygène.

Les substances grasses sont destinées principalement à entretenir la chaleur organique, d'où le nom d'aliments thermogènes qui leur est donné par Bischoff, par opposition à celui de dynamogènes par lequel cet auteur désigne les matières azotées ou albuminoïdes.

Les matières grasses, à poids égal, ont plus de chaleur que toutes les autres, lorsqu'elles sont brûlées dans l'économie.

TROISIÈME PARTIE

Les substances grasses jouent un rôle important dans les phénomènes de la nutrition : ainsi une alimentation qui n'en contiendrait pas de notables quantités serait insuffisante pour entretenir convenablement la vie et les fonctions de l'organisme. Bischoff a démontré que, quand les matières grasses manquent dans l'économie, l'oxygène qui devait se combiner avec elles pour produire la quantité de chaleur nécessaire à l'entretien de la vie porte son action comburante sur les tissus azotés; l'accroissement, la quantité d'urée rejetée par l'urine donne alors la mesure de cette exagération dans la dépense des matériaux albuminoïdes. L'introduction dans l'organisme, par la nourriture, d'une quantité suffisante de composés ternaires, graisse, sucre, féculents, etc., économise donc les matériaux azotés et concourt au maintien de l'équilibre nutritif. « On comprend également, et par les mêmes raisons, dit M. Fonssagrives, comment une alimentation très grasse, l'addition d'huiles animales au régime ordinaire, par exemple, ralentit les progrès du marasme qui accompagne les affections organiques, notamment la phthisie, en diminuant l'oxydation des matières albuminoïdes, et en fournissant un aliment a la combustion pulmonaire. L'huile de foie de morue n'agit pas par un autre mécanisme; les propriétés sont purement illusoires; c'est un aliment gras et rien de plus. »

DE LA MATIERE COLORANTE DES RAISINS.

La couleur des raisins noirs est due à une matière colorante bleue, contenue dans la pellicule du raisin (oenocyanine de M. Maumené) que les acides libres ont fait passer au rouge.

Les raisins qui ne sont pas mûrs et qui, par con séquent, renferment une forte proportion d'acides libres, ont une couleur rouge vif; mais au fur et à mesure que la maturation s'accomplit, et que les acides libres disparaissent, le raisin prend une coloration bleu-noir de plus en plus foncée.

Cette matière bleue qui réside dans la pellicule du fruit est cristallisable, et elle paraît provenir d'une matière colorante primitivement jaune qui se colore peu à peu sous l'influence de la lumière et de l'air.

M. Glenard a isolé et étudié particulièrement la matière colorante rouge du vin. Séchée en masse, elle paraît presque noire, mais elle devient d'un beau rouge violacé par la pulvérisation. Elle est à peine soluble dans l'eau, mais elle est assez soluble dans l'alcool qu'elle colore en beau rouge cramoisi.

M. Glenard la nomme oenoline et lui assigne la formule $C^{20}H^{10}O^{10}$.

Le même chimiste a isolé du vin rouge deux matières colorantes qui paraissent être des principes immédiats définis.

C'est en faisant fermenter le jus des raisins noirs avec leurs pellicules qu'on obtient du vin rouge.

Le jus de raisins noirs qui a été séparé immédiatement des pellicules, et qui n'a pas fermenté avec elles, donne du vin blanc.

C'est avec des raisins noirs, dont on a exprimé le jus, sans le laisser fermenter en contact avec les pellicules, que l'on obtient le vin blanc le plus généreux, parce que les raisins noirs contiennent plus de matière sucrée, et par conséquent donnent plus d'alcool que les raisins blancs.

Le tannin, de même que la matière colorante du vin, provient de la pellicule du grain, de la grappe et du pépin. Le tannin du vin est-il identique avec celui de la noix de galle? Cela est peu probable; mais une étude sévère de ce principe immédiat du raisin est encore à faire (M. Bouchardat.)

Enfin, bien des éléments divers se réunissent pour former ce produit que l'on désigne sous le nom de bouquet. Il résulte de l'union de plusieurs matières analogues aux principes que M. Millon a désignés sous le nom de parfums.

B. DES SUBSTANCES ALBUMINOÏDES.

TROISIÈME PARTIE

On désigne sous les noms de matières albuminoïdes, azotées, protéiques, animalisées, végéto-animales, etc., un groupe de substances de nature azotée, neutres, incristallisables, décomposables au feu, putrescibles, assimilables et par conséquent nutritives, qui constituent le principe essentiel de toutes les substances azotées dites albuminoïdes. Ces substances que l'on trouve dans les végétaux et dans les animaux, portent les noms particuliers d'albumine, de fibrine, caséine, vitelline (retirée du jaune d'œuf), glutine ou gliadine (analogue au gluten des céréales), légumine, etc.

Les matières albuminoïdes, soit végétales, soit animales, présentent toutes la même composition et les mêmes caractères généraux.

Tous les principes alimentaires albumineux contiennent de l'azote, du carbone, de l'hydrogène, de l'oxygène et du soufre. La plupart contiennent en outre du phosphore. Le blanc d'œuf, qui est nommé albumine, a donné son nom à ces substances, dont il est comme le type. C'est avec raison qu'on les a réunies en un seul groupe. Car non-seulement les quantités d'azote, de carbone, d'hydrogène et d'oxygène qui les composent, sont à peu près égales dans toutes, mais elles sont tellement semblables dans leurs propriétés qu'on les a depuis longtemps réunies sous le même nom.

Il y a des matières albumineuses qui, à l'état frais, se dissolvent dans l'eau ; ce sont l'albumine végétale insoluble, la légumine, l'albumine du sang, l'albumine de l'œuf, la globuline et la caséine. La vitelline se dissout très-difficilement ; l'albumine végétale coagulée, la gélatine végétale et la fibrine du sang ne se dissolvent pas du tout. Les différentes sortes d'albumines se coagulent par la cuisson dans l'eau. Tels sont des œufs, qui deviennent durs. Il en est de même de la globuline, qui se coagule par la simple chaleur ; la légumine et la caséine, par la chaleur avec le secours des acides. On sait combien le lait se coagule promptement s'il s'aigrit à la chaleur.

Ainsi, les principes azotés ou albuminoïdes que l'on trouve dans les végétaux et auxquels on a donné les noms de fibrine, albumine et caséine végétales, etc. contiennent, tous, les mêmes éléments organiques combinés dans les mêmes proportions pondérales.

Ces trois substances sont isomériques, c'est-à-dire, que leur composition chimique est identique.

M. Liebig a particulièrement insisté sur ce point; ce qui explique comment, dans l'économie, ces substances peuvent et doivent passer avec la plus grande facilité de l'une dans l'autre.

Voici leur composition, d'après MM. Dumas e Cahours:

	FIBRINE des deux règnes	FIBRINE [1] des deux règnes	CASÉINE des deux règnes	ALBUMINE des deux règnes
Carbone.....	52,75	62,78	53,56	53,47
Hydrogène...	6,99	6,96	7,10	7,11
Azote........	16,57	16,78	15,72	15,72
Oxygène.....	23,60	13,48	23,47	23,64
	100,00	100,00	100,00	100,00

[1] Autre analyse plus moderne.

La teneur en azote des matières albuminoïdes estimée à 15 pour 100.

Les recherches des chimistes ont donc étal comme un fait général, que la composition chimique des principes albuminoïdes ou azotés du plantés, est identique avec celle des principes essentiels en sang.

Sous le rapport des propriétés physiques, la fibrine et l'albumine végétales, ne présentent aucune différence avec la fibrine et l'albumine animales.

Il y a plus : les proportions de soufre, de phosphore, de chaux et de phosphates alcalins qu'elles contiennent, sont absolument les mêmes (M. Liebig.)

TROISIÈME PARTIE

Il n'est pas douteux, dit Lehmann, que l'albumine contenue dans les liquides de l'économie animale ne provienne des plantes.

Les recherches que l'on a faites jusqu'à présent pour déterminer la nature de la matière albuminoïde particulière au raisin sont encore très-incomplètes. Selon les uns, c'est de l'albumine végétale ; selon d'autres, c'est de la gliadine ou glutine, principe du gluten du froment; selon d'autres, enfin, c'est un mélange, un composé de plusieurs substances.

Thenard a trouvé de la gliadine (principe du gluten) dans les raisins du Johannisberg.

« La matière azotée, dissoute dans le jus de raisin, dit M. Ladrey, est la glutine; elle s'y trouve très probablement en dissolution à la faveur de l'acide tarrique. M. Mulder pense que si la présence de cette matière ne peut être mise en doute, rien ne prouve qu'elle n'est pas accompagnée d'une autre substance appartenant de même au groupe des matières albumineuses.

La glutine (gliadine autrefois glaïadine, fibrine végétale), est, ainsi que nous venons de le dire, une matière azotée, analogue au gluten du froment : mais elle est soluble dans l'alcool. Sa composition clinique est la même que celle des autres matières albuminoïdes.

On a vu par les diverses analyses du jus de raisin, que nous avons rapportées précédemment que 4,000 grammes de jus peuvent contenir de 10 à 20 grammes de matières albuminoïdes azotées.

Suivant Beltz, le jus de raisin contenant 13 à 30 pour 100 de sucre ou glucose contiendrait un demi à un pour cent de matière albuminoïde.

Dans un moût de raisin de Hollande, dont le jus laissait après l'évaporation 10 pour 100 de réside sec, M. Mulder a trouvé que cet extrait contenait 2,42 pour 100 de son poids de matières azotées.

Ce jus était composé ainsi :

Matières azotées...................	0,24
Sucre, gomme, sels...............	9,76
Eau...............................	90,00
	100,00

Pour 1 kilogramme de sucre, il y avait environ 22 grammes de matières azotées.

Dans un moût de Biessling, dont la densité était de 1,08, M. Beltz a trouvé que la matière azotée était d'environ 1/33 du poids du sucre.

D'après les analyses de MM. Mulder et Beltz, le poids moyen des matières azotées contenues dans le jus de raisin (de Hollande), serait d'environ 23 grammes pour un kilogramme de sucre contenu dans le même jus.

L'analyse des parois des cellules de raisins blancs a donné les résultats suivants:

Cellulose...........................	86
Pectose.............................	
Albumine végétale.................	14
	100

C'est une quantité notable de matières albumineuses.

La lie du vin contient aussi une forte proportion de matières albuminoïdes.

Le vin, qui est dépouillé de sa lie, contient beaucoup moins de matières albumineuses que le jus de raisin.

Ainsi M. Blaanderen a obtenu les quantités suivantes dans les vins.

TROISIÈME PARTIE

	EXTRAIT	MATIÈRES albumineuses.	AZOTE.
Roussillon............	3,11	0,19	0,029
Saint-Georges.........	1,81	0,13	0,020
Pommard.............	1,80	0,26	0,040

Les substances azotées ou albuminoïdes jouent; un rôle des plus importants dans l'économie.

L'albumine est un élément constant de tous les liquides qui interviennent dans la nutrition de l'organisme animal entier.

L'albumine constitue l'élément principal du sérum du sang; on la trouve dans le chyle, dans l'œuf, etc. C'est l'albumine qui est la' matière première de toutes les autres matières albuminoïdes, peut-être même de tous les tissus azotés qui se produisent dans les transmutations de l'organisme.

Les proportions d'albumine 'contenues dans le sang normal varient entre 6,3 et 7 pour 100.

Dans le sérum normal, elles varient entre 7,9 et 9,8 pour 100.

Dans la plupart des maladies, elles éprouvent une diminution; plus ou moins considérable.- On a observé, cependant, une augmentation de l'albumine du sang dans les fièvres intermittentes, le choléra, etc. (Lehmann.)

Les substances albuminoïdes sont très-altérables; d'où résultent leur décomposition et leur transformation rapides en d'autres substances.

C'est en vertu de cette altérabilité et de l'instabilité de l'équilibre de leurs molécules, que ces matières deviennent les véritables médiateurs des transformations organiques.

Jean-Charles Herpin

L'albumine, naturellement insoluble, subit dans l'organisme des modifications qui la désagrègent, la rendent soluble, absorbable, assimilable, propre à opérer les phénomènes de nutrition, à régénérer les solides et les liquides animaux.

Ainsi, par l'effet du ferment gastrique, Le blanc d'œuf, le sérum du sang, tous les éléments albumineux changent de nature, deviennent solubles, susceptibles de traverser les membranes, ce qu'ils ne pouvaient faire avant cette transformation.

« Les matières albuminoïdes, dit M. Mialhe sont la base et le point de départ déboute la série des tissus particuliers qui sont le siège des activités organiques. Elles donnent naissance à la fibrine musculaire, aux membranes, aux cellules, à la fibrine, aux globules du sang, aux vaisseaux sanguins et lymphatiques; elles entrent dans la composition du cerveau, des nerfs, du foie, des reins, de la rate et de toutes les glandes ; elles prennent part à tous les actes de l'économie, déterminent: l'accroissement du corps, la production et la reproduction de tous les organes.

« C'est donc aux dépens de l'albumine que prennent naissance toutes les autres matières albuminoïdes, peut-être même tous les tissus azotés dans les transformations de l'organisme. »

Dans les métamorphoses des matières albuminoïdes les unes dans les autres, métamorphoses si dignes d'intérêt au point de vue physiologique, il importe de rappeler que par l'addition d'un peu d'alcali libre, l'albumine acquiert toutes les propriétés de la caséine.

L'urée, et l'acide urique, sont les derniers termes des métamorphoses des matières albuminoïdes.

L'albumine est donc à juste titre placée au premier rang parmi les agents delà nutrition. Mais, si élevées et si essentielles que soient les propriétés de l'albumine, ces propriétés, cependant, ne sont mises en jeu dans l'économie qu'autant que le sucre s'y rencontre; de même, c'est à la présence de l'albumine qu'il faut rapporter les diverses transformations du sucre. L'albumine et le

TROISIÈME PARTIE

sucre sont inséparables dans les actions chimiques de la nutrition, et c'est de leurs combinaisons, de leurs métamorphoses, de leurs dédoublements

que naissent tous les tissus de l'économie ; c'est enfin sous l'influence que ces deux substances exercent l'une sur l'autre, que se produisent tous les phénomènes nutritifs (M. Le Brament.)

C. DES ACIDES, ALCALIS, SELS MINÉRAUX ET VÉGÉTAUX CONTENUS DANS LES RAISINS.

1° Acides. — Le jus des raisins est naturellement acide.

Cette acidité est d'autant plus prononcée que les raisins sont plus verts, c'est-à-dire que leur maturité est moins avancée.

En 1854, M. Mohr a trouvé que 100 grammes de jus de raisins exigeaient, pour la saturation des acides, 19 centimètres cubes de dissolution normale de soude; c'est-à-dire que, dans 100 grammes de jus de raisins, les acides sont équivalents à 0gr,931 d'acide sulfurique concentré, ou à 1gr,425 d'acide tartrique, correspondant à 3gr,875 de crème de tartre (bitartrate de potasse).

Les acides qui existent dans les raisins, sont de deux sortes : végétaux et minéraux.

Les principaux acides végétaux ou organiques sont l'acide tartrique, l'acide malique, l'acide citrique, l'acide tannique ou tannin.

L'acide tartrique est celui qui s'y trouve en plus grande abondance, tantôt à l'état libre, tantôt combiné à la potasse, à la chaux, etc., pour former des sels appelés tartrates.

Quant à l'acide malique, la proportion de cet acide diminue, au fur et à mesure de la maturité du raisin. —Il paraît même que le vin fait avec des raisins très-mûrs ne contient point d'acide malique.

Parmi les acides minéraux, les acides sulfurique, nitrique, phosphorique, s'y rencontrent ordinairement, mais en petite proportion.

Les acides minéraux ne sont jamais à l'état libre dans le jus du raisin ; ils y sont toujours combinés avec les alcalis, la potasse, la soude, la chaux, et forment des sels appelés sulfates, nitrates, phosphates, etc.

Les expériences de Wœhler, de M. Millon, ont démontré que les acides organiques, tartrique, citrique, lactique, oxalique, malique, contenus en grande (proportion dans les raisins et dans la plupart des fruits rouges, se détruisent, se brûlent dans l'économie en laissant: pour résidus des carbonates alcalins.

Ce fait est d'une, haute importance au point de la vue thérapeutique.

Lorsque l'on mange des fruits rouges ou acides, du raisin, des fraises, etc., les urines deviennent alcalines; cela provient de ce que les acides, contenus dans ces fruits, s'y trouvent en grande partie à l'état de sels alcalins, lesquels sont décomposés par l'oxygénation du sang et transformés dans notre économie en carbonates alcalins qui sont éliminés par les urines. L'acide organique (tartrique ou malique) qui existe dans ces fruits, est brûlé, détruit pendant l'acte de la respiration, et transformé en acide carbonique; il ne reste plus dans l'économie que les bases minérales des sels végétaux, c'est-à-dire, la potasse, .la chaux, etc.

Combinés avec l'acide, carbonique, les alcalis constituent des carbonates, alcalins, qui alors alcalisent les fluides de l'économie.

C'est ainsi que les raisins, les fraisés, etc., qui rendent l'urine alcaline, peuvent produire du soulagement dans certaines affections de la vessie, dans la gravelle, la goutte, etc., et même amener la guérison.

Les acides végétaux libres. Les acidulés, comme on les appelait autrefois, sont des médicaments tempérants, rafraîchissants,

TROISIÈME PARTIE

antiphlogistiques ; ils calment la soif, diminuent la chaleur fébrile et modèrent l'action vasculaire. lorsqu'elle est excessive. Ils diminuent la transpiration cutanée, lorsqu'elle est exagérée), et peut-être aussi préviennent une sécrétion trop abondante! de la bile; Ils sont diurétiques, et quelquefois, à plus forte dose, ils sont purgatifs.

2° Alcalis - On trouve, dans le jus du raisin, de la potasse, de la soude, de la magnésie, de la chaux ; mais la potasse est l'alcali que l'on y trouve le plus abondamment.

Non seulement tous les vins contiennent de la crème de tartre (bitartrate de potasse), mais encore cet alcali constitue une partie essentielle des éléments; organiques de la tige, des feuilles de la vigne et du raisin.

La potasse est empruntée au sol; la vigne ne pourrait pas prospérer .dans un terrain qui ne contiendrait point de potasse, laquelle est nécessaire pour la végétation normale de la plante. Nous avons vu, que la potasse se trouve dans les cendres du raisin, du moût, du vin et qu'elle forme à elle seule les deux tiers du poids des cendres du vin.

Mais -nous devons faire remarquer que' si les cendres du vin sont très-riches en alcalis, la proportion des cendres dans le vin est minime (0,19 pour 100). En général, la proportion des alcalis et de la potasse dans le jus du raisin est assez faible, comme on a pu le voir d'après les diverses analyses que nous avons rapportées précédemment.

M. Bouchardat n'a trouvé que 0,067 pour 100 de potasse et quelquefois moins dans le jus filtré provenant
de diverses variétés de raisins. La soude se rencontre en moins grande quantité encore, dans les raisins, si ce n'est dans certaines localités particulières, telles que le voisinage de la mer, etc.

Quelque faible que soit la proportion des alcalis contenus dans le jus du raisin, elle n'est cependant pas sans importance au point de vue thérapeutique.

Nous avons vu, que l'usage des fruits rouges, et aussi des raisins,, rend les urines alcalines; parce que les sels alcalins à acides organiques, tartrates, malates, que contiennent les raisins et les fruits, sont brûlés dans l'économie et réduits en carbonates alcalins que l'on retrouve dans les urines.

Le chyle est très-riche en alcalis, qui s'y trouvent combinés, soit avec de l'albumine, soit avec des acides gras, ou de l'acide lactique ; soit avec de l'acide phosphorique ou de l'acide chlorhydrique.

Les sels alcalins qui entrent dans la composition du chyle et du sang, sont particulièrement le chlorure de sodium et le carbonate de soude; le phosphate de soude en fait aussi partie, mais en moindre quantité. Tenus en dissolution dans le sérum et combinés en certaines proportions avec les substances organiques du sang, ils contribuent aies maintenir dissoutes. Sous ce rapport seulement, leur utilité est déjà incontestable; mais ils ont des usages non moins importants dans les phénomènes intimes de la nutrition. Les sels alcalins, selon M. Liebig, sont les intermédiaires de l'oxygénation dans l'économie; ils communiquent au sang cette propriété alcaline qui constitue l'une des premières et des plus essentielles conditions de la combustion, de la production de la chaleur et de la transmutation des tissus organiques. Il est, en effet, démontré qu'une réaction acide est entièrement incompatible avec les fonctions que le sang remplit dans l'économie.

Ce sont donc ces sels qui donnent au sang les propriétés alcalines dont il est doué ; ce sont eux aussi qui maintiennent à l'état liquide les parties essentielles de ce fluide, et qui s'opposent aux causes nombreuses qui pourraient déterminer la coagulation de l'albumine. Plus le sang renferme d'alcali, plus aussi s'élève le point auquel l'albumine se coagule, et même, avec une certaine proportion d'alcali, elle ne se coagule plus par la chaleur. (M. Le Brament.)

Dans l'état physiologique de la santé, dit M. Mialhe, les trois principaux liquides de l'économie animale, le chyle, la lymphe, le sang sont alcalins, leur somme de base alcaline, est beaucoup plus considérable que la somme d'acide contenue dans les autres humeurs du corps humain. C'est donc dans un milieu alcalin que s'accomplissent les .réactions et les mutations chimiques qui président aux phénomènes les plus essentiels de l'existence, il est donc d'une grande importance de maintenir ou de ramener les humeurs vitales à leur état normalement chimique.

On peut affirmer avec certitude ajoute Lehmann, que les alcalis, dans les conditions où ils se trouvent placés, dans le sang en circulation doivent exercer une action oxydante sur un certain; nombre de matières organiques. La Chimie nous apprend qu'au contact de l'oxygène atmosphérique, bon nombre de matières organiques s'oxydent en présence des alcalis, plus rapidement au moins que sans, leur concours. Ainsi certains acides organiques placés en dehors de l'économie (acides gallique, et pyrogallique), lorsqu'ils sont unis absorbent très rapidement l'oxygène et se décomposent; de même les lactates, tartrates, acétates, etc., à base d'alcali, injectés directement dans le sang, ou absorbas dans l'intestin, s'oxydent rapidement aux dépens de l'oxygène condensé dans le sang et se brûlent en se convertissant en carbonates alcalins.

Il est bien certain aussi que les alcalis du sang, même quand ils sont en état de carbonates, déterminent la saponification des matières grasses.

C'est suivant M. Mialhe, aux carbonates alcalins qu'il faut, en grande partie, attribuer l'action thérapeutique des sucs d'herbes.

Ainsi certaines affections delà peau qui réclament l'action des alcalis, éprouvent, de bons effets de cette médication. - Par .les carbonates alcalins qu'ils produisent dans l'économie, ils neutralisent l'excès d'acidité et ramènent les humeurs à l'état normal d'alcalinité qui est la condition physiologique de l'économie animale. L'usage presque exclusif que font les gens de la campagne, d'aliments végétaux, les exempte de la gravelle, de la goutte, du diabète, du pyrosis, que détermine si fréquemment l'excès des substances animales chez les habitants des villes.

La médication alcaline est aussi propre à prévenir les causes qu'à combattre les effets; elle est ordinairement avantageuse. Son efficacité a été de tout temps reconnue. (M. Mialhe.)

3° Sels minéraux. —; Le raisin contient, ainsi que nous l'avons déjà dit, une certaine quantité de substances minérales, des alcalis, de la potasse, de la chaux, du dufer, du sel marin, du phosphate de chaux dont les os sont formés; toutes, ces matières sont d'une grande importance, elles sont indispensables pour la constitution des parties liquides et solides 'de l'économie.

Ces matières minérales jouent dans l'organisme le rôle d'agents mécaniques; elles sont déposées dans les tissus solides et contribuent à leur donner de la résistance et de la rigidité.

Les plantes semblent chargées d'élaborer pour les animaux, les substances solides que fournit le règne minéral et de leur rendre assimilables tous les matériaux dont ils ne sauraient tirer un profit direct.

Le squelette des animaux vertébrés contient du carbonate de chaux, mais en proportion moindre que ne l'est le phosphate de chaux.

Plusieurs liquides de l'économie tiennent aussi en dissolution du bicarbonate de chaux, lequel, dans cet état, est charrié par le sang et transporté dans les tissus, et spécialement dans les os.

De l'acide tartrique et des tartrates. — L'acide tartrique existe en grande quantité dans les raisins; il s'y trouve, ainsi que nous l'avons déjà dit, soit à l'état libre, soit combiné avec des bases alcalines, spécialement la potasse et la chaux, à l'état de sel acide (bicarbonate de potasse), ou à l'état de sel neutre (tartrate de chaux). Il existe dans le raisin, avant sa maturité et même dans la sève de la vigne; dans les' larmes que la plante laisse échapper au commencement du printemps.

TROISIÈME PARTIE

100 grammes de jus de raisins contiennent environ 1gr,40 à 1gr,45 d'acide tartrique, ou 3gr,50 à 4 grammes de crème de tartre. (M. Ladrey.)

L'acide tartrique pur est sous la forme de petits cristaux incolores où prismes rhomboïdaux obliques terminés par des sommets dièdres. Il a une saveur acide et agréable. Il est soluble dans une partie et demie d'eau froide, et dans une proportion beaucoup moindre d'eau bouillante. Exposée à l'air et abandonnée à elle-même, à la température ordinaire, la solution aqueuse d'acide, tartrique se recouvre de moisissures et de végétations; l'acide tartrique se détruit en partie, et disparaît; il reste dans la liqueur du carbonate de potasse au lieu du tartrate.

L'acide tartrique est soluble dans l'alcool et insoluble dans l'éther.

Composition. — L'acide tartrique, de même que les autres substances végétales ternaires, peut être représenté dans sa composition par de l'acide carbonique, plus de l'eau, moins de l'oxygène.

100 parties d'acide tartrique sont composées de :
Charbon	32
Hydrogène	4
Oxygène	64
Total	100

En reprenant de l'oxygène, l'acide tartrique peut se transformer en eau et en acide carbonique ; et, dans
ce cas, l'acide tartrique n'existe plus.

Sa formule est : $C_8H_6O_{12}$. Les corps oxydants décomposent facilement l'acide tartrique et le transforment en acides carbonique et formique.
Avec les bases, l'acide tartrique forme deux ordres de sels :
1° des tartrates neutres;
2° des bitartrates ou tartrates acides.

Nous en parlerons en détail à l'article suivant.

L'acide tartrique donne aussi naissance à un grand nombre de sels doubles; l'émétique est un tartrate de potasse et d'antimoine. Le bitartrate de potasse mis en contact avec le cuivre, le zinc, le fer, forme des tartrates doubles de potasse et de cuivre de potasse et de zinc, etc.

L'acide tartrique ne présente pas toujours les mêmes propriétés, quoique sa composition reste la .même ; c'est-à-dire, qu'il existe plusieurs acides tartriques complètement identiques quant au rapport de leurs éléments mais qui diffèrent par quelques-uns de leurs caractères qui donnent chacun naissance à des sels dans lesquels on retrouve des traces de ces différences.

Ainsi dans certaines espèces de raisins, et surtout dans les raisins verts ou peu mûrs, l'acide tartrique est souvent accompagné d'un autre acide qui a absolument la même composition, mais qui en diffère et ce que les cristaux contiennent une fois plus d'eau que ceux de l'acide tartrique ordinaire. - On a donné à cet acide le nom de paratantrique, ou racémique.

L'acide paratartrique se trouve' particulièrement dans quelques variétés de raisins d'Italie, d'Autriche, de Hongrie, etc.

Il faut, par conséquent, distinguer deux variétés isornériques d'acide tartrique: l'acide tartrique droit, qui est l'acide tartrique ordinaire, et l'acide tartrique gauche, ainsi désignés à cause de l'action qu'ils exercent sur la lumière polarisée ; le premier fait : tourner le plan de polarisation vers la droite, le second vers la gauche.

Leur réunion constitue l'acide paratartrique ou acide racémique, qui n'exerce aucune action sur la ; lumière polarisée. Cristallisé, cet acide contient deux équivalents d'eau de plus que l'acide tartrique. Il perd à la température de 100°. Sa formule est $C_8H_6O_{12} + 2HO = C_8H_6O_{14}$.

TROISIÈME PARTIE

On peut obtenir un autre acide tout à fait identique avec l'acide paratartrique, mais qui ne peut pas, comme ce dernier, se dédoubler en acide tartrique droit et acide tartrique gauche. On l'appelle acide tartrique inactif.

Enfin; les acides désignés sous les noms d'acide métatartrique et d'acide isotartrique, sont des modifications isomériqués de l'acide tartrique obtenues sous l'influence de la chaleur.

Tartrates. - L'acide tartrique, en se combinant avec les bases, donne naissance, ainsi que nous l'avons dit, à deux genres de sels : les tartrates neutres et les bitartrates ou tartrates acides. Ceux-ci, pont la même quantité d'acide, contiennent moitié moins de base que les premiers.

Leur composition peut être représentée par les formules suivantes :

$$C^8H^4O^{10} - 2MO \quad \text{(base neutre)}.$$
$$C^8H^4O^{10} - (MO, HO) \quad \text{(acide)}.$$

Les tartrates, formés avec les alcalis, présentent ce caractère, que les tartrates neutres sont fort solubles, tandis que les tartrates acides sont très-peu solubles dans l'eau; avec les autres bases, les choses ont lieu l'inverse; les sels neutres sont peu solubles, mais un excès d'acide tartrique peut opérer leur dissolution.

Le bitartrate de potasse est le sel qui abonde le plus dans le jus de raisins.

Les raisins verts en contiennent une plus grande quantité que les raisins mûrs.

Le tartre brut qui forme un dépôt sur les parois intérieures des tonneaux, est formé en grande partie de bitartrate de potasse et de tartrate de chaux, de la matière colorante. — C'est avec ce dépôt qui l'on prépare la crème détartre du commerce ou bitartrate de potasse.

Jean-Charles Herpin

Le bitartrate de potasse est un sel blanc cristallisé, d'une saveur acide très-prononcée.

Ce sel est très-peu soluble dans l'eau; une partie de sel exige, pour se dissoudre, 240 parties d'eau froide et 15 parties d'eau bouillante; il est à peu près insoluble dans l'alcool. C'est au peu de solubilité de ce sel qu'il faut attribuer le dépôt qu'il forme dans les tonneaux.

On le rend plus soluble en y associant un peu d'acide borique. C'est ainsi que l'on prépare la crème de tartre soluble qui est employée en médecine comme un purgatif doux.

Le bitartrate de potasse est composé de :

Acide tartrique..................	70,45
Potasse............................	24,82
Eau combinée....................	4,73
	100,00

Sa formule est $(KO, HO)C^8H^4O^{10}$.

Le tartrate de potasse est rafraîchissant, tempérant, il favorise les excrétions intestinales, il augmente aussi la diurèse ou la sécrétion urinaire.

Le tartrate de chaux accompagne le bitartrate de potasse dans le tartre brut; il se présente sous forme de petits cristaux durs et brillants, très-peu solubles dans l'eau froide et un peu plus solubles dans l'eau bouillante.

Le tartrate neutre de chaux a pour formule : $C^8H^4O^{10}, 2CaO$.

On trouve encore dans les raisins un peu de tartrate d'alumine, uni au tartrate de potasse.

Un grand nombre de substances organiques, entre autres les acides citrique, malique, que l'on trouve aussi dans le jus des raisins, la cellulose, les matières amylacées (amidon, fécule, etc.),

TROISIÈME PARTIE

les sucres, les gommes, qui se forment dans les végétaux, présentent avec l'acide tartrique une grande analogie.

L'acide citrique se trouve à l'état libre 'ou combiné dans un grand nombre de végétaux, notamment les citrons, les groseilles.

Il cristallise en prismes à quatre pans à sommets dièdres.

Il a une saveur forte, presque caustique.

Composition de l'acide citrique :

Charbon	37,50
Hydrogène	4,17
Oxygène	58,33
	100,00

Formule de l'acide citrique cristallisé : $C^{12}H^8O^{14}$.

Mais l'acide citrique ordinaire contient, en outre, deux équivalents d'eau qu'il perd à ta température de 100°; sa composition est dès lors représentée par

$$C^{12}H^8O^{14} + 2HO$$

Il est rafraîchissant, antiseptique, diurétique. Les raisins sont décomposables par la chaleur, en produits analogues à ceux des tartrates dont ils se rapprochent à plusieurs égards. Ils sont solubles ou insolubles - Les citrates de soude et de potasse, etc., perdent une partie de leur solubilité par un excès d'acide citrique.

L'acide malique existe dans tous les fruits et plus particulièrement, dans les pommes, d'où il tire son nom.

Il cristallise en mamelons blancs, déliquescents, d'une saveur forte.

Il existe en proportions pas considérables dans les vertus ou le raisin qui n'a pas atteint sa maturité ; voici sa composition:

```
Charbon..................... 35,82
Hydrogène................... 4,48
Oxygène..................... 59,70
                            ──────
                            100,00
```

Sa formule est : $C^8H^6O^{10}$.

L'acide malique dévie à gauche le plan de polarisation de la lumière; il présente des modifications isomériques analogues à celles que nous offre l'acide tartrique.

C'est un acide bibasique. Il est très énergique et forme des sels neutres cristallisables nombreux.

L'acide tannique ou tannin existe spécialement dans les pellicules, les pépins et les rafles du raisin; on n'en trouve qu'une très-petite proportion dans le jus du raisin.

C'est à l'acide tannique que la peau des raisins doit son goût acre.

Le cépage, désigné sous le nom d'enfariné, qui est cultivé à Arbois, Salins, Poligny, contient une proportion- considérable de tannin. (M. Ladrey.)

Le tannin donne aux vins de l'âpreté ; c'est à ci principe qu'ils doivent leur conservation et la faculté d'être transportés.

M. Mulder a constaté que dans tous les vins, a une quantité appréciable d'acide tannique; la proportion est plus considérable dans les vins de Madère, du Rhin, etc., mais surtout dans les muscats, le lachryma Christi.

Les vins renferment une proportion d'autant plus considérable d'acide tannique, qu'ils sont plus colorés et qu'ils sont restés plus longtemps en contact avec les pellicules et les rafles pendant la durée de la fermentation.

TROISIÈME PARTIE

Le tannin du raisin diffère du tannin de la noix de galle, parce qu'il est insoluble dans l'éther, sans action sur la gélatine, et parce qu'il colore les sels de protoxyde de fer, en vert sombre, sous forme de précipité.

On distingue maintenant plusieurs espèces dans ce groupe de substances.

Voici la composition du tannin extrait de la noix de galle:

Charbon..................................	52,42
Hydrogène................................	3,56
Oxygène..................................	44,02
	100,00

Sa formule est : $C^{54}H^{22}O^{34}$.

Lorsqu'on fait bouillir cet acide tannique avec de l'acide sulfurique, il se convertit en acide gallique et en glucose.

Phosphates: — L'acide phosphorique combiné à la chaud et formant le phosphate de chaux existe en quantité notable dans les raisins.

Les cendres du moût de raisins en contiennent une certaine proportion; mais les cendres des pépins en donnent près de 50 pour 100 de leur poids.

le phosphate de chaux est si généralement répandu dans l'économie animale, qu'il n'est aucun tissu, aucun liquide, qui, après incinération, n'en donne une quantité plus ou moins notable.

Les matières albuminoïdes fondamentales ou protéiques en contiennent toujours. On pense que la présence de cet agent dans ces matières est la cause déterminante de certaines métamorphoses, que ces matières subissent pendant la vie.

Le cerveau humain contient une forte proportion de phosphore; sa substance ne pourrait pas exister sans la présence de cet élément, qui forme de la graisse phosphorée provenant du phosphore de l'albumine et de la fibrine du sang. Le phosphore ne peut provenir d'aucune autre part. La conclusion forcée est donc que les aliments doivent contenir du phosphore-pour servir à la composition de la matière cérébrale. Ainsi, de la graisse phosphore dépendent la formation, l'existence, et par suite l'accomplissement des fonctions du cerveau...... Sans phosphore, pas de pensées !..... (M. Moleschoit.)

Le phosphate de chaux, à l'état basique, constitue en grande partie la matière terreuse des os. L'alimentation l'apporte dans l'économie ; et le sang qui le contient en combinaison avec plusieurs de ses principes, ou en solution à l'état acide, le charrie dans les tissus ou l'élimine, et le rejette au dehors.

Aussi a-t-on admis que la présence d'une petite quantité de sels calcaires dans les eaux potables est un de leurs éléments indispensables, parce qui fournissent la chaux qui est la base des os, On a produit artificiellement le rachitisme en enlevant aux aliments et à l'eau servant à la boisson, les molécules calcaires qu'ils contiennent habituellement.

C'est le phosphate de chaux qui contribue le plus la solidité du tissu osseux. Les cartilages n'acquièrent de la solidité et de la rigidité que par l'effet de l'assimilation d'une certaine quantité de phosphate de chaux, pendant leur changement de structure. toutes les maladies auxquelles les os sont sujets, ceux-ci deviennent plus fragiles et plus flexibles, par la raison qu'ils perdent toujours plus de phosphate de chaux que de principes organiques.

Le phosphate de Chaux manque souvent dans l'urine des femmes enceintes dans les derniers mois de la grossesse, malgré une bonne alimentation, parce qu'il est alors utilisé pour la formation des os du fœtus.

L'urine fournit de l'acide urique en plus grande quantité chez les animaux dans l'alimentation desquels le phosphate de chaux se rencontre en proportion excédante, relativement attelle des sels

TROISIÈME PARTIE

alcalins. (M. Lebrument.)

Les recherches de M. Chossat[1] ont démontré combien le phosphate de chaux est nécessaire au développement du système osseux. La privation prolongée de matière calcaire, chez des pigeons, a fini par rendre leurs os tellement minces que, même pendant la vie, ils se fracturaient avec la plus grande facilité.

On a ajouté le phosphate de chaux aux aliments dans le but de hâter la marche de l'ossification du cal dans, les, fractures.[2] M. Mouriès[3] croit que la privation de phosphate de chaux peut amener la mort avec tous les symptômes de l'inanition, et que l'ingestion de ce sel en quantité insuffisante avec les aliments, ferait naître la série des maladies dites lymphatiques.

L'auteur établit : 1° que le sang des animaux contient une proportion constante de phosphate de chaux, indépendante de la quantité de ce sel contenue dans les aliments (1gr,20 à 1gr,50 pour 100 dans les oiseaux, et 0gr,4 à 0gr,9 chez les mammifères herbivores et carnivores); 2° qu'il existe du rapport constant entre la température des animaux et la quantité de phosphate de chaux contenue dans leur sang.

Non-seulement le phosphate de chaux concourt particulièrement à la formation et à l'entretien de la matière osseuse, mais en outre ce sel a sa part d'utilité bien manifeste dans les autres parties de l'organisme où il se trouve.

M. Blondlot attribue l'acidité du suc gastrique au phosphate de chaux.

Insoluble dans l'eau, le phosphate de chaux est néanmoins à l'état

[1] Comptes-rendus de l'Académie des sciences, t. XIV, p. 451

[2] Alph. Milne-Edwards, De l'influence de la proportion de phosphate de chaux contenue dans les aliments pour hâter la formation du cal. (Académie des sciences, 7 avril 1856.)

[3] Rôle du phosphate de chaux et des chlorurés alcalins dans certains cas d'alimentation insuffisante..(Rapport de M; Bouchardat, Bulletin de l'Académie de Médecine, décembre 1853, t. XIX, p 242.)

liquide dans le sang et les autres fluides organiques, tantôt libre, tantôt combiné 1 des matières albumineuses. C'est à l'aide de l'acide carbonique qu'il devient sensiblement soluble; les bicarbonates alcalins et le chlorure de sodium contribuent aussi à en dissoudre une partie. C'est aussi par l'intervention de l'acide carbonique, que, devenu soluble, il est absorbé par les racines des plantes qui le puisent dans le sol.

Chez le fœtus, le phosphate de chaux est transmis par endosmose avec les autres matériaux nutritifs qu'apporte le sang maternel.— Plus tard il est fourni par le lait et les autres aliments végétaux et animaux.

« Le phosphate de chaux qui entre dans la composition des matières albuminoïdes, dit M. Le Brument, existe en proportions d'autant plus élevées qu'elles offrent plus de densité. Aussi, pour nous, quel que soit l'état dans lequel se trouve le phosphate de chaux dans les matières plastiques du sang ou dans les tissus, ce sel a surtout pour but d'en retenir et d'en rapprocher les éléments, d'en augmenter la cohésion.»

Le sucre est un bon dissolvant du phosphate comme du carbonate de chaux.

Le sucre n'est donc pas sans action dans l'économie pour faciliter la dissolution des matières calcaires qui sont charriées par le sang pour être déposées ensuite dans les mailles du tissu osseux. C'est sans doute, par son intermédiaire, que le fœtus de l'oiseau emprunte à la coque de l'œuf la chaux dont il a besoin.

Selon M. Mouriès, le phosphate de chaux entretient l'irritabilité vitale ; phénomène sans lequel aucun acte nutritif ne peut s'effectuer.

Pour conserver la santé, M. Mouriès prétend qu'il faut que l'alimentation fournisse, par jour, 6 grammes de ce sel.

La nourriture des enfants des grandes villes a été, sous ce rapport,

TROISIÈME PARTIE

l'objet des études de M. Mouriès. Le phosphate de chaux, suivant ses expériences, ne se trouve pas ordinairement en quantité suffisante dans l'alimentation de ces enfants; et de là, les tendances, aux affections du système lymphatique, et la mortalité si fréquente parmi eux.

Un grand nombre de maladies, surtout: celles du premier âge, a donc pour cause le manque pu l'insuffisance du phosphate de chaux, qui formé la Substance des os.

L'assimilation de ce sel est assez difficile ; il est par conséquent très-heureux de le rencontrer tout préparé dans les raisins, et surtout dans un état favorable à l'absorption.
D'un autre côté, lorsque les matières phosphorées sont en surabondance ou qu'elles sont entraînées vers certains points de l'économie avec une énergie qui outre-passe les besoins nutritifs et qu'elles viennent à s'accumuler, elles déterminent certains désordres dont la gravité est en rapport avec l'importance des organes et avec la quantité des matières phosphorées qui ne trouvent pas leur emploi régulier. Aussi est-ce sous l'influence d'un tel mouvement de ces matières que se développent les affections si communes dans l'enfance, les congestions cérébrales, les méningites tuberculeuses les convulsions, les engorgements glandulaires, les exsudations fibrineuses etc. dont cependant ils sont garantis, quelquefois, lorsque ces matières se font jours, au dehors, par des voies d'élimination exceptionnelle par la peau, sous la forme d'exanthèmes ; tels que ceux du cuir chevelu de la face, etc. De là, cette nécessité reconnue par tous les praticiens expérimentés de respecter ces moyens de dérivation que la nature sait employer avec tant d'à-propos et d'efficacité. (M. Le Brument.)

C'est ainsi que la diarrhée est un symptôme favorable dans les maladies occasionnées par le travail de la dentition; elle sert, selon Hufeland, de dérivatif, et prévient la fièvre, le spasme, les affections cérébrales, en un mot, tous les accidents sérieux.

Le sulfate de potasse existe en petites proportions dans le jus des raisins.

Jean-Charles Herpin

Les analyses que nous avons rapportées en indiquent un ou quantité d'environ 1 gramme par kilogramme de jus.

Le sulfate de potasse est sous la forme de cristaux blancs qui sont des prismes courts à quatre ou six pans terminés par des pyramides à quatre ou six faces. - Il a une saveur salée, légèrement arnère.

Ce sel se dissout dans 16 parties d'eau froide et dans 5 parties d'eau bouillante.

Il est inaltérable à l'air.
Sa composition est : KO, SO^3.
On emploie en médecine le sulfate de potasse comme diurétique, apéritif et laxatif.
Il entre dans la composition de l'alun.
La présence du sulfate de potasse dans les raisins, peut contribuer à leur communiquer des propriétés diurétiques et purgatives.
Le chlorure de potassium et le chlorure de sodium (sel ordinaire ou sel de cuisine) existent aussi, en petites proportions dans le suc du raisin.
Le chlorure de sodium se trouve dans toutes les parties solides ou liquides du corps. Ce sel forme toujours la portion la plus importante de la partie soluble des cendres provenant des liquides de l'organisme.

Cette abondance, celte sorte de diffusion du chlorure de sodium dans tous les liquides de l'organisme, et par suite dans tous les tissus que ceux-ci imprègnent, portent à croire que ce sel ne saurait avoir un rôle secondaire, et qu'il doit être un facteur important dans plus d'une réaction de l'économie.

En effet, la suppression du sel dans l'alimentation est promptement suivie d'une altération grave de la santé. Quoique constituant l'un des éléments incombustibles du sang, le sel n'en est pas moins un aliment nécessaire.

« Le chlorure de sodium dans la constitution du sang est d'une

TROISIÈME PARTIE

importance de premier ordre, dit M. Bouchardat[1] ; il contribue pour une large part à lui donner une densité qui est intimement liée avec les phénomènes d'endosmose qui sont continuellement peut-il faire défaut sans un dommage extrême, et les sels qui peuvent tenir sa place, sont-ils très-restreints »

Transporté dans le torrent circulatoire, le chlorure de sodium exerce une influence puissante sur la transformation des tissus; cette action se manifeste à la fois par une augmentation dans toutes les sécrétions muqueuses, principalement celle des intestins solides.

Le chlorure de sodium, à dose modérée, est absorbé l'économie, il exerce, sur la nutrition, une action remarquable qui a surtout été bien mise en évidence par les belles expériences de M. Boussingault.[2]

Le savant agronome a constaté que des vaches laitières terre, n'ont pu supporter ce régime qu'autant qu'on y ajoutait environ 70 grammes de sel marin par jour. Le sel accélère les phénomènes de la nutrition et augmente le poids des animaux auxquels on l'administre en proportion modérée.

Le chlorure de sodium est éminemment digestif; acides de l'estomac.

Les chlorures de sodium et de calcium se décomposent en partie dans l'économie. Ou attribue à cette décomposition la présence de l'acide chlorbydrique libre qui existe dans le suc gastrique. Il serait possible que ce sel contribue jusqu'à un certain point aux transformations du sucre et à la sécrétion de l'urée. (Lehmann.)

Une solution de sel peut dissoudre divers composés albuminoïdes, l'albumine, la caséine.

---

1 Annuaire pour 1854, p. 296.
2 Académie des sciences. Novembre 1846.

Jean-Charles Herpin

Les belles expériences de M. Poggiale[1] sont venues, d'un autre côté, démontrer l'action précieuse du sel sur les globules sanguins.

En résumé, le chlorure de sodium paraît nécessaire à la constitution du sang, en entretenant son alcalinité et en maintenant à un degré déterminé le point de coagulation de l'albumine.

Les sels alcalins du sang, et, en particulier; le chlorure de sodium, par la soude qu'il introduit sans cesse dans le sang. Favorisent les métamorphoses des éléments organiques en présence de l'oxygène.

Le sel paraît avoir aussi pour but d'appeler et à maintenir dans le sang, la quantité d'eau nécessaire aux actes de la circulation, de l'exhalation de l'absorption, etc., car les sels alcalins, en général, favorisent et accélèrent le travail de l'absorption.

Enfin, la propriété antiputride et antifermentes cible du sel, a certainement une grande importance dans les modifications que subissent les aliments et les liquides de l'économie.

Sels de fer, de manganèse, etc. — Les raisins contiennent des oxydes de fer et de manganèse, ainsi qu'on peut le voir par les analyses des cendres que nous avons rapportées plus haut.

L'oxyde de fer se trouve en proportion plus considérable dans les cendres des raisins rouges que dans celles des raisins blancs.

La couleur du vin rouge est plus foncée lorsqu'il provient d'un sol contenant du manganèse que d'une terre qui n'en contient pas. Le fer, dans le jus du raisin, d'après le docteur Magdeburg, se présente sous la forme de tartrate double de fer et de potasse.

Ces substances métalliques proviennent évidemment indiqué, d'après M. Rendu, les proportion d'oxyde de fer contenues dans le sol des principaux vignobles de France.

Nous y ajouterons les localités suivantes :

---
[1] Annuaire de chimie, 1848

TROISIÈME PARTIE

Rapports pris sur 100 parties :

Côte-Rôtie	10,000
Saint-Peray	9,969
Bergerac	7,030
Roussillon	5,407
Alsace (Zahnacker)	4,650

Le fer se trouve dans l'organisme à l'état de chlorure (dans le suc gastrique) et de phosphate (dans le liquide de la rate), il entre aussi dans la composition de la matière colorante (hématosine) des globules du sang.

Le manganèse accompagne le fer en proportion très-minime. —Comme le fer, il est particulièrement sécrété par le foie et se rencontre dans la bile.

On estime que le sang de l'homme évalué à 18 kilogrammes, contient 3gr,4 de peroxyde de fer, qui représentent 2gr,42 de fer métallique.

Suivant M. Dumas, la quantité de fer que l'on trouve dans le sang de l'homme, pour 1,000 grammes de ce liquide est de 16 centigrammes. Dans le sang incinéré, réduction faite du sel marin, la quantité de fer oxydé s'élève à plus de 20 pour 100 de la totalité des cendres. (M. Liebig.)

Les fonctions du fer, dans l'organisme, sont sans doute fort importantes, puisqu'on le retrouve jusque

C'est le foie surtout qui sécrète le fer; du moins, rencontre-t-on cet élément dans la bile.

Le fer est contenu d'ailleurs en proportions considérables dans nos aliments et nos boissons habituelles.

Une nourriture substantielle doit toujours contenir une certaine quantité de fer correspondante à celle qui est journellement rendue inactive ou évacuée par le canal intestinal; si le fer était exclu des aliments, la vie organique serait impossible.

Les sels de fer sont toniques, résolutifs, échauffants. Ils sont appropriés surtout aux constitutions tous les cas où l'on veut obtenir un effet doux, corroborant et tonique à la fois. »

« La force du raisin, dit M. le docteur Carrière, ou, si l'on aime mieux, la puissance des effets généraux qui se réalisent principalement sur le sang, ne doit pas s'apprécier seulement sur le degré de sa saccharisation; il y a la composition minérale, qu'il ne faut pas perdre de vue.

« On n'a pas fait encore d'analyses comparatives des raisins de provenances diverses. Mais on connaît la composition du sol des vignobles français de premier ordre; et, chose remarquable, les analyses permettent de constater que plus la terre qui porte les cépages est riche en composés de fer, plus vin qui en résulte se distingue par des qualités vivifiantes et reconstituantes. ».

Bischof a trouvé de l'alumine dans les vins du Rhin et delà Moselle ; on a prétendu qu'il y en avait aussi dans le jus des raisins ; mais on attribue la présence de l'alumine à la poussière terreuse qui s'attache aux raisins et qui les salit; lorsque l'on a pris la précaution de laver les raisins, avant d'en exprima le jus, on n'y trouve plus d'alumine. Il faut conclure de laque la présence de l'alumine dans le vin, n'est qu'accidentelle, et que cette substance n'est point apportée dans le fruit avec la sève.

D. EAU.

Enfin, au nombre des principes essentiels et utiles qui constituent le jus des raisins, il faut placer l'eau qui entre pour. 80 pour 100 dans la composition de ce produit, et que l'on considère à juste titre comme l'un des facteurs les plus puissants et les plus énergiques des transformations organique et de l'action des médicaments.

L'eau, partout répandue dans; le corps humain, forme la base de toutes les humeurs, et fait partie constituante de tous les tissus. Le corps humain contient environ 75 parties d'eau, et seulement 25 parties de substances supposées solides.

L'eau est le menstrue liquide de toutes les absorptions, des sécrétions, de l'exhalation et des verses opérations chimiques qui s'accomplissent à l'organisme animal. L'eau maintient le sang dans l'état de liquidité nécessaire à la circulation, et les divers tissus dans l'état de souplesse ou de mollesse en rapport avec l'accomplissement de leurs fonctions. La vie animale, comme la vie végétale, n'est possible qu'à la condition que les tissus soient continuellement pénétrés de parties liquides. Tout ce qui est solide et sec est privé de la vie. L'eau dissout et met en présence les substances qui doivent réagir les unes sur les autres.

L'eau contenue dans le corps humain est incessamment renouvelée par les boissons et incessamment évacuée par les diverses voies d'excrétions, entraînant avec elle les matériaux usés, inutiles ou viciés qui se trouvent dans l'économie.

Il résulte de plusieurs observations qu'après une abondante ingestion d'eau, on rend aussi une plus grande quantité de matières solides par les urines.

Après six heures environ, l'excès d'eau introduit dans l'économie, se trouve évacué.

Lorsque l'évacuation de l'eau devient plus abondante, celle de l'urée le devient aussi. L'ingestion d'une grande quantité d'eau augmente la sécrétion biliaire; non-seulement alors la bile devient plus aqueuse, mais le foie secrète aussi dans un même temps une quantité plus considérable de principes solides.

L'eau prise en abondance, surtout lorsqu'elle contient certaines substances salines, parait activer fortement la décomposition des matières azotées organiques, et même entraver la formation des tissus azotés.

C'est probablement à cette cause qu'il faut attribuer la propriété que les eaux minérales chlorurées (Wiesbaden) ou peu minéralisées (Contrexeville), et même l'eau simple ont, de guérir ou du moins de diminuer la gravelle, la goutte, etc.

Il y a un demi-siècle, Cadet de Vaux, savant honorable et distingué, obtenait des cures merveilleuses de la goutte, en faisant uniquement prendre à ses malades, tous les jours, le matin, plusieurs verres d'eau pure.

La cure aux raisins a souvent produit des guérisons maladies que nous venons d'indiquer; ce qu'il faut attribuer tout à la fois à l'eau et aux principes alcalins contenus dans le raisin.

Dans un grand nombre de cas, l'action calmante, résolutive, antiphlogistique des sirops, des bains, des cataplasmes, etc., doit être uniquement attribua à l'eau qu'ils contiennent en grande quantité.

TROISIÈME PARTIE

QUATRIÈME PARTIE
THÉRAPEUTIQUE DE L'AMPÉLOTHÉRAPIE OD DE LA MÉDICATION PAR LES RAISINS.

LIVRE PREMIER
DU RAISIN CONSIDÉRÉ COMME ALIMENT ET COMME MÉDICAMENT

CHAPITRE PREMIER
CONSIDÉRATIONS GÉNÉRALES SUR L'ALIMENTATION.

Dans les chapitres précédents, nous avons fait connaître la composition chimique du raisin, la nature, les propriétés physiques, chimiques et physiologiques de chacun des principaux éléments qui le constituent.

Nous allons maintenant étudier le raisin
1° comme substance alimentaire et nutritive;
2° comme agent médicamenteux;

Nous examinerons l'action et les effets de ce composé, pris dans son ensemble, sur l'économie de l'homme, sur les divers systèmes d'organes et leurs fonctions, spécialement de la respiration, des sécrétions, et enfin sur les métamorphoses ou transmutations organiques; nous ferons connaître,- en même temps, les applications utiles que l'on peut faire de cet agent à la thérapeutique générale et spéciale.

La cure aux raisins est une diète essentiellement végétale, c'est-à-dire, un régime alimentaire dans lequel les principes de nature végétale prédominent sur ceux de nature animale.

Avant d'aller plus loin, nous devons faire connaître succinctement ce que l'on entend par le mot aliment, et indiquer les différences que présentent les aliments tirés du règne animal et du règne végétal; enfin, l'influence que la nature et le mode de l'alimentation en général, peuvent exercer sur l'organisme humain.

DE L'ALIMENTATION EN GÉNÉRAL.

A. Alimentation normale.

On appelle aliments, les substances qui, .étant introduites dans l'appareil digestif, sont susceptibles de fournir les matériaux nécessaires à l'entretien de la vie, à la formation et à la réparation des tissus organiques et à la production de la chaleur vitale.

La statique chimique nous apprend qu'un homme adulte, en bonne santé, pesant 62kil, 541 (poids moyen du Français), entre les limites d'âge de vingt à soixante ans, perd, par chaque, jour, ou par vingt-quatre heures :

1° Par la respiration : 250 grammes de carbone. composant l'acide carbonique exhalé par la respiration, en vingt-quatre heures, lequel provient de la combustion des aliments respiratoires, destinés à produire la chaleur animale nécessaire, à la vie de l'homme.

2° Par les déjections et les excrétions :
a. En matières azotées, supposées sèches, 130 grammes, contenant 20 grammes d'azote.
b. En carbone, 60 grammes. Il faut, par conséquent, pour entretenir la vie et soutenir les forces d'un homme adulte, que les aliments qu'il consomme, en vingt-quatre heures, contiennent:
1° 310 grammes de carbone (pu son équivalent), nécessaires pour la respiration, les excrétions, etc.
2° 130 grammes de substances azotées, contenant 20grammes d'azote.

Ce que le corps perd en vingt-quatre heures par ; les excrétions ou la respiration, doit lui être restitué par l'es' aliments digérés dans le même temps, car le poids du corps d'un adulte sain ne subit, d'un jour à l'autre, aucune différence sensible.

Les substances alimentaires-dont l'homme a besoin pour se nourrir et entretenir sa vie, sont de deux ; ordres; les unes contiennent de l'azote, les autres n'en contiennent point.

QUATRIÈME PARTIE

Ce sont : 1° les aliments azotés, albuminoïdes, réparateurs, ou plastiques ;

2° Les aliments hydro carbonés, non azotés, ou aliments respiratoires.

Les premiers sont des composés quaternaires constitués par du carbone, de l'hydrogène, de l'oxygène et de l'azote. On leur donne le nom de Matières azotées neutres, ou de matières albuminoïdes, parce que leur composition chimique se rapproche de celle de l'albumine ou blanc d'œuf.

Les substances azotées sont indispensables à l'entretien de la vie, parce qu'elles fournissent les matériaux dont se composent nos tissus et nos organes. Elles servent à réparer les pertes qu'ils subissent continuellement; elles possèdent la faculté de se transformer en sang.

Les seconds sont des composés ternaires, qui renferment seulement du carbone, de l'hydrogène et de l'oxygène, mais point d'azote. — On leur donne le nom de substances non azotées, ou hydro carbonées, ou enfin d'aliments respiratoires, parce qu'ils sont uniquement destinés à entretenir la respiration et produire la chaleur animale.

Le sucre, les fécules, la gomme, les matières grasses, le vin-, la bière, l'eau-de-vie, etc., sont des aliments respiratoires et non azotés.

En outre, certaines matières minérales, le sel ordinaire, le phosphate de chaux, le fer et quelques autres substances, contribuent à la formation et au renouvellement des parties solides et liquides de l'organisme.

Ces deux espèces d'aliments (plastiques et respiratoires) sont également nécessaires et indispensables pour l'entretien' régulier des fonctions vitales.

Le pouvoir nutritif d'un aliment ne doit donc pas être estimé d'après sa richesse en azote, seulement, puisque les, divers principes qui constituent les aliments, ont leur importance relative, et leur rôle spécial dans les phénomènes de la nutrition et de la chaleur animale.

L'homme peut se nourrir et entretenir sa vie avec des aliments de nature végétale ou animale indifféremment : car le régime végétal, de même que le régime animal, comprend et réunit tout à la fois des principes immédiats azotés et des principes non azotés. Mais il y a entre ces deux régimes des proportions très-différentes, relativement aux principes notables différences sous le rapport des effets qu'ils produisent sur l'économie ; car les substances végétales étant moins abondamment pourvues de principes azotés que les substances animales, il faut que le régime végétal soit choisi et composé de manière à pouvoir fournir à l'économie la quantité des matériaux azotés dont elle a indispensablement besoin.

Les œufs, le fromage, le poisson, le pain que l'on considère comme des aliments maigres sont au contraire des aliments gras ou analogues à la viande, et qui contiennent une proportion considérable de matière azotée.

L'aliment végétal, proprement dit; diffère; donc de l'aliment animal: 1° En ce qu'il contient, à volume égal, une proportion incomparablement moindre de pour avoir l'équivalent d'une quantité modérée de matière animale. 2° L'aliment végétal diffère encore de l'aliment animal, en ce qu'il contient, outre des principes azotés, d'autres principes immédiats, ternaires, non azotés qui manquent dans la chair; tels sont les fécules, le sucre, etc.

Les aliments les, meilleurs; et; les plus fortifiants, sont précisément ceux dans lesquels se trouvent tout à la fois, des substances albuminoïdes; des matières grasses, du sucre ou des féculents; certains sels minéraux, des phosphates, des chlorures, de la chaux etc.

Un régime alimentaire, exclusivement végétal ou exclusivement

QUATRIÈME PARTIE

animal, entraîne nécessairement dans la constitution et l'état de santé des individus, des modifications capitales, ainsi que nous le verrons plus loin.

Chez les animaux herbivores; dont le régime alimentaire est en si grande partie composé de matières non azotées, la .chair est tendre et abondamment fournie de tissu adipeux (graisse), tandis que chez les carnivores, qui ne se nourrissent que de la chair des autres animaux, c'est-à-dire presque exclusivement de substances azotées, la chair est coriace, comme tendineuse, et à peu près dépourvue de graisse; aussi manque-t-elle des qualités qui distinguent celle des herbivores, en ce que, comme aliment, elle est bien plus difficilement atteinte par les sucs digestifs. Il faut remarquer en outre; que les carnivores sont doués d'une force musculaire beaucoup plus développée que les herbivores. Les animaux carnivores, dit M. Liebig, sont, en général, plus forts, plus hardis, plus belliqueux, quelles herbivores qui deviennent leur proie.

Lorsque la nourriture est végétale, plus des 91/100 de l'oxygène absorbé passent à l'état d'acide carbonique. il s'exhale aussi dans ce cas moins d'azoté que par un régime animalisé.

Le régime végétal rend le sang un peu plus clair il n'augmente et n'altère point les proportions de la fibrine, mais il diminue un peu les proportions des matières salines et notamment des phosphates. (Lehmann.)

L'alimentation féculente élève très-peu la .proportion des matériaux solides de la bile, mais l'alimentation animale, avec la viande, élève cette proportion au maximum.

En une alimentation composée de matières grasses n'a aucune influence sur la nutrition; c'est comme si l'animal n'avait pas mangé.

Le régime animal augmente la faculté qu'ont les globules du sang de se précipiter; la couleur du sang devient un peu plus foncée ; la coagulation est un peu hâtée; la proportion de la fibrine augmente dans le sang, ainsi que celle des phosphates et des sels en général. (Lehmann.)

Un régime exclusivement animal augmente vicieusement la formation d'acide urique, prédispose à la goutte, aux tophus articulaires, à la gravelle, aux calculs vésicaux.

L'examen de l'appareil digestif de l'homme démontre être mixte, c'est-à-dire composée à la fois de substances animales et de substances végétales. Cet appareil, en effet, tient le milieu entre celui de l'herbivore et celui du Carnivore, et se rapproche plus du premier que du second, surtout par la conformation des dents.

Le régime végétal, lorsqu'il est substitué à un régime mixte, cause à peu près constamment une diminution des forces musculaires et de l'action cérébrale. On observe moins d'énergie morale et de force corporelle chez les peuples qui ne font pas usage de viande.

Pour terminer ce que nous avons à dire sur les caractères généraux qui distinguent les produits du régime végétal de ceux du régime animal, nous empruntons à Dumas le parallèle suivant, qui présente d'une manière remarquable et saisissante l'ensemble des analogies et des différences qui existent dans leurs propriétés générales, ainsi que dans la constitution intime de ces deux produits du règne organique.

LE VÉGÉTAL	L'ANIMAL
Produit des matières azotées, neutres.	Consomme des matières azotées, neutres.
— des matières grasses.	— des mat. grasses.
— des sucres, fécules, gommes.	— des sucres, fécules, gommes.
Décompose l'acide carboniq.	Produit de l'acide carboniq.
— l'eau.	— de l'eau.
— les sels ammoniacaux.	— des sels ammoniacaux.
Dégage de l'oxygène.	Consomme de l'oxygène.
Absorbe de la chaleur.	Produit de la chaleur.
Soutire de l'électricité.	— de l'électricité.
Emprunte les éléments à l'air ou à la terre.	Rend les éléments à la terre ou à l'air.
Transforme les matières minérales en matières organiques.	Transforme les matières organiques en matières minérales.
Est un appareil de réduction.	Est un appareil de combustion ou d'oxydation.
— immobile.	— locomoteur.

QUATRIÈME PARTIE

Nous avons dit que, pour compenser les pertes qu'éprouve journellement notre corps par la respiration et les excrétions, la ration alimentaire normale d'entretien d'un homme adulte pendant vingt-quatre heures, doit contenir 130 grammes de substances azotées (renfermant 20 grammes d'azote) et 310 grammes de carbone.

La ration normale peut donc être représentée de la manière suivante :[1]

	Grammes.	Contenant substances azotées.	Carbone.
Pain...........	1000	= 70,00 +	300,00
Viande.........	286	= 60,26 +	31,46
	1286	= 130,26 +	331,46
		(M. Payen.)	

1 kilogramme de pain, et 300 grammes de viande, formeront donc une ration d'entretien très-convenable.

En effet, 1000 grammes de pain contiennent :

Carbone.	Azote.
300 gr.	10 gr.
30	10
330 gr.	20 gr.

Et 300 grammes de viande = 1,300 grammes de nourriture solide; plus 1 kilogramme comme boisson, soit en moyenne 2 kil,750 de nourriture solide et liquide par jour.

Mais si, au lieu de la ration normale d'aliments que nous venons d'indiquer, et qui est choisie comme étant généralement la plus

---

[1] Viande sans os, ce qui représente 3676gr,5 de viande avec la proportion d'os ordinaire

convenable et la mieux y substituer du pain seul ou du riz, qui ne contient que de petites quantités de principes azotés, il faudrait alors consommer par jour 1kil,857 de pain, ou 1kil,857 de riz, additionné de 7,428 grammes d'eau, formant un volume de 8 litres et un poids de 9kil,285.

La proportion des principes hydrocarbonés serait exagérée, en excès et même dangereuse pour nos organes.

Si nous voulons savoir les proportions des divers principes alimentaires qui conviennent le mieux au développement du corps humain pendant la croissance, nous ne pouvons mieux faire que de nous en rapporter à la composition de la nourriture fournie à l'enfant par la nature elle-même, c'est-à-dire à la constitution du lait, aliment qui contient une matière ressemblant au blanc d'œuf, et qui forme la partie substantielle du fromage, la caséine; en outre du sucre, de la graisse et des sels.

Les proportions relatives les plus convenables pour la nourriture de l'homme, sont : 1 partie d'albumine ou de matériaux analogues (aliments plastiques); et 4 parties de fécule, de sucre et dégraisse (aliments respiratoires).

Ces proportions correspondent à la composition du lait de femme, qui constitue l'aliment unique ou principal, fourni par la nature elle-même, au jeune enfant, pour l'entretenir et le développer.

ALIMENTS.	MATIÈRES ALBUMINOÏDES. Fibrine, caséine, albumine, gluten.	MATIÈRES HYDRO-CARBONÉES. Sucre, fécule, graisse, beurre.
Lait de femme..........	1	4
Lait de vache...........	1	3
Chair de mouton gras..	1	3
Chair de bœuf..........	1	2
Froment................	1	4,6

Le froment et le lait de femme ont à peu près la même composition chimique.

Les proportions les plus favorables entre ces quatre principes seraient, d'après cela : principes plastiques, 10; matières grasses, 10; sucre, 20; sels, 0,6.

Mais il importe de noter que le lait seul serait peut-être trop nourrissant pour l'adulte; car le lait contient ce qui est nécessaire, non-seulement pour la ration d'entretien, mais encore pour la ration d'accroissement, qui est considérable pendant les premiers temps de la vie.

« Le lait, dit Moleschott, est l'aliment le plus convenable pour les enfants, c'est une vérité bien établie par l'expérience.

« Offrant à la fois le manger et le boire dans une juste proportion, non-seulement le lait contient delà caséine, qui se change en albumine et en fibrine, et, plus tard, en substance musculaire et en fibres élastiques, des corps adipogènes les plus digestibles, et dans le rondeur et leur élasticité.

« C'est surtout le phosphate de chaux, qui se trouve en grande quantité dans le lait, qui en fait un aliment si convenable pour le jeune enfant. Plus que tout autre aliment, le lait offre toutes les conditions de l'enfant. Le phosphate de chaux, qui accompagne si constamment la caséine, se dissout facilement par l'acide lactique, et la bile change le sucre de lait en acide lactique. Ainsi le sel calcaire dissous passe du canal digestif, par le sang, dans les os. Le phosphate de potasse a la même utilité pour le développement des muscles.

« Le lait est donc une substance alimentaire qui a la vertu d'entretenir à elle seule la formation du sang et le développement des divers organes pendant toute une période de la vie. Il représente à la fois un aliment solide et une boisson; des matières albumineuses et grasses ou hydrocarbonées, du sucre et du sel : en un mot, c'est l'aliment des aliments. »

Dans toute ration alimentaire complète, pour l'homme, on doit toujours trouver 1° des substances niées (contenues dans la viande, dans le fromage, le lait, les grains ou les fruits des végétaux) ; 2° des matières amylacées, féculentes ou sucrées (qui se trouvent dans les céréales, dans les tubercules farineux, les châtaignes, etc.; 3° des substances grasses et aromatiques (qui accompagnent la plupart des aliments: provenant des animaux et des végétaux) ; 4° enfin, de. l'eau et des matières salines; et parmi ces dernières différents tissus.

Aucun des principes nutritifs immédiats, l'albumine, la fibrine, la caséine, non plus que les féculents, le sucre et les corps gras, ne sont propres, isolément, à remplir toutes les conditions de la nutrition dans l'organisme, que résultent leurs propriétés nutritives complètes.

Il faut y ajouter la présence des matières inorganiques qui les accompagnent. Car, toutes les substances qui doivent faire partie du sang, ont aussi leur importance dans la nutrition, et aucune ne saurait être soustraite du régime alimentaire sans porter atteinte aux phénomènes de la vie.

Les substances albuminoïdes, les matières grasses, les hydrates de carbone et certains sels étant les agents des transformations de l'organisme, doivent tous être contenus dans les aliments, qui sont les matériaux nécessaires à l'entretien des fonctions organiques.

L'expérience a prouvé, du reste, que les aliments les meilleurs et les plus fortifiants, sont précisément ceux dans lesquels prédominent les représentants: des quatre classes de ces importantes matières nutritives; tel est le lait.

On voit, par ce que nous venons de. dire, que la ration alimentaire, pour être complète, doit contenir tout ce qui entre dans la composition de nos organes ; en outre ce qui se détruit par la respiration; ce qui se perd dans la transpiration et ce qui forme les résidus solides ou liquides de la digestion.

L'alimentation a une très-grande influence sur la formation des tissus, osseux, musculeux, de la graisse, etc.; on peut, par un régime approprié, réduire ou augmenter le poids, le volume et la force du

QUATRIÈME PARTIE

corps, rendre les os mous, souples, élastiques, comme cela arrive naturellement dans le rachitisme ou les rendre durs, cassants, friables, etc.; c'est ce que nous étudierons plus: loin en parlant de l'influence du 'régime alimentaire dans l'élevage et l'engraissement des bestiaux.

La valeur nutritive, d'une, matière alimentaire, est subordonnée non seulement aux proportions suivant lesquelles y entrent les quatre espèces de principes nutritifs, mais, en outre; aux besoins particuliers, individuels de l'organisme. Pour établir scientifiquement le pouvoir nutritif d'une matière complexe, il faut toujours avoir égard : 1° à sa teneur en principes nutritifs; 2° aux circonstances dans lesquelles l'économie exige plus ou moins l'affluence de tous les principes nutritifs ou de quelques-uns d'entre eux seulement; soit pour la conservation de l'organisme dans son intégrité, soit pour le développement de certaines forces.

« En cherchant à déterminer quelles sont les proportions les plus avantageuses pour les principes nutritifs, dit Lehmann, il ne faut pas s'imaginer que ces proportions doivent rester les mêmes dans toutes les circonstances ; elles varient, au contraire, avec l'état de l'organisme; de même que les besoins de l'économie n'exigent pas toujours la même quantité absolue de nourriture, de même ils ne réclament pas, non plus, toujours les mêmes proportions des divers principes nutritifs. »

Au contraire, sous certaines influences, telles que les climats, les saisons, les lieux, la température, les exercices corporels, etc., il est nécessaire, indispensable souvent, que les substances albuminoïdes, les féculents et les corps gras entrent dans le régime alimentaire dans des proportions différentes ; car, de la quantité plus ou moins considérable dans laquelle chacune de ces matières fait partie de l'alimentation, découlent, comme nous le verrons plus loin, les modifications les plus importantes dans les phénomènes nutritifs.

C'est ce qui constitue ce que nous appelons l'alimentation raisonnée ou intensive.

Jean-Charles Herpin

Suivant les climats, les proportions ou la quantité de substances albuminoïdes, de féculents et de corps gras, qui entrent dans l'alimentation, subissent des variations notables. Il suffit à l'habitant des régions équatoriales de quelques fruits, et d'aliments composés particulièrement de matières féculentes pour se nourrir; tandis que l'habitant des zones glaciales consomme des quantités considérables de matières grasses. Les Samoyèdes, les Groënlandais, les Lapons ne vivent, pour ainsi dire, que d'huile de poisson, de beurre de renne et de poissons desséchés. Sous l'empire des saisons, dans les pays tempérés, le régime alimentaire n'est pas moins influencé ; l'hiver nécessite une alimentation abondante et riche même en principes azotés ; tandis que, dans l'été, les légumes verts, les fruits, unis à une quantité modérée de substances albuminoïdes, suffisent aux besoins de la nutrition. Dans le même climat, les conditions de l'alimentation sont encore influencées par l'état de l'atmosphère, par l'exposition des localités, relativement à la quantité des vapeurs aqueuses que l'air peut contenir. Aussi, dans les contrées habituellement humides et froides, le régime azoté devient-il indispensable.

L'âge, le sexe, les constitutions rendent nécessaires, aussi, des modifications dans les quantités proportionnelles des substances albuminoïdes, féculentes et grasses qui doivent entrer dans le régime alimentaire, puisque, sous ces influences, l'admission ou l'emploi de l'oxygène dans l'organisme, s'effectuent avec plus Ou moins d'activité. (M. Le Brument.)

L'expérience nous apprend aussi qu'il faut introduire une certaine variété dans notre régime alimentaire habituel; qu'il convient, en différentes occasions, de faire un choix entre les substances alimentaires du même genre, bien que leur composition chimique élémentaire semble presque équivalente; lait, tandis qu'elles peuvent aisément digérer les viandes, les œufs, etc. Or, la différence qui existe entre ces substances, paraît consister en ce que le principe azoté qui se trouve dans le lait est la caséine, tandis que dans les œufs, dans la; viande, c'est l'albumine et la fibrine, qui, toutes-trois, sont des substances albuminoïdes, azotées, chimiquement analogues.

QUATRIÈME PARTIE

Une alimentation trop exclusive, soit en principes albuminoïdes, soit en principes féculents ou sucrés, soit en matières grasses, donne lieu, surtout lorsqu'elle est jointe à d'autres infractions hygiéniques, à la production de maladies qui revêtent un caractère particulier et inhérent à la nature de ces aliments. A un régime trop exclusivement composé substances albuminoïdes se rattachent certaines diathèses particulières, la goutte, la gravelle, la plithore, etc.; à celui dans lequel prédominent les matières féculentes ou sucrées, les maladies anémiques; ' enfin, à des aliments graisseux en excès, certaines : affections de la peau. De même aussi lai privation d'aliments, l'alimentation insuffisante ou de mauvaise nature déterminent dans l'organisme des, désordres plus ou moins graves.

Dans l'état de santé, comme rien ne révèle d'une manière sensible la surabondance ou l'insuffisance ; de tels ou tels principes organiques ou inorganiques que le sang doit renfermer, ce n'est que par une alimentation variée que l'on parvient à établir l'équilibre dans la composition de ce liquide.

B. Alimentation intensive.

Nous appelons alimentation raisonnée, intensive, celle dans laquelle on fait varier, à dessein, la nature ou les proportions relatives de divers principes qui servent à l'alimentation et à la nutrition, dans le but de produire certains effets, certaines modifications dans la constitution intime des organes et des individus.[1]

L'alimentation est l'une des conditions qui modifient le plus puissamment l'état intérieur de l'organisme, puisque c'est l'alimentation qui fournit les matériaux de la nutrition, c'est-à-dire de la composition et de la réparation de tous les tissus et de tous les organes.

Le sang, charrié jusque dans les parties les plus ténues de nos organes, fournit à chacun d'eux, sous la forme moléculaire, les

---

[1] Ce chapitre est extrait de notre ouvrage encore inédit, ayant pour titre : De l'alimentation raisonnée, comme moyen de guérir et de prévenir les maladies.

Jean-Charles Herpin

éléments qui constituent leur substance : aux muscles, de la fibrine; aux membranes, de l'albumine; aux os, des principes calcaires, etc.

Les différents matériaux qui composent nos aliments deviennent donc les substances essentielles, les parties intégrantes de notre sang et de notre corps lui-même.

Selon la nature de l'aliment, les os deviennent durs ou mous, les chairs plus ou moins fermes, plus ou moins riches en graisse ou en fibre musculaire; le lait plus ou moins aqueux ou chargé de sucre, de beurre, de caséine, etc.

Si l'on supprime les substances minérales de l'alimentation, on rend les os minces, fragiles et mous; mais cela n'a pas lieu si l'on donne des substances calcaires en proportions convenables avec les aliments.

« Si la nourriture produit le sang, dit Moleschott, si le sang à son tour produit la chair, les nerfs, les os, le cerveau, etc., la nature des aliments ne sera-t-elle pas la condition nécessaire de l'ardeur du cœur, de la force des muscles, de la solidité des os et de l'activité du cerveau?

« Si la graisse phosphorée, qui est l'un des principaux constituants de la substance cérébrale, venait à faire défaut, l'organe ne fonctionnerait plus, il ne pourrait plus exister.

« Tout le monde sait que la faim cause des défaillances, le café trop fort de l'agitation, le bon thé une animation salutaire. Eh! combien de nobles et belles poésies n'ont-elles pas dû leur inspiration à un vin généreux !

« Beaucoup d'hommes de lettres, de savants ne réussissent au travail qu'après avoir excité l'activité de leur cerveau par quelques tasses de thé ou de café, et, dans des circonstances rares, par le vin. Je dis : des circonstances rares. En effet, tandis que le thé, par son action sur la force du jugement, convient plus particulièrement aux savants; tandis que le café, qui anime en même temps la

QUATRIÈME PARTIE

force de la pensée et celle de l'imagination, s'adresse à la fois aux savants et aux artistes, le vin est la boisson favorite de ces derniers, qui demandent avant tout, à la réparation, d'exciter la fantaisie, d'aiguiser les sens et la mémoire, et de favoriser la combinaison des idées. » (Moleschott.)

A l'aide d'une alimentation appropriée et convenablement dirigée, on peut modifier artificiellement, dans une certaine mesure et dans un but déterminé, les divers tissus organiques, particulièrement les tissus musculaire, osseux et graisseux; c'est ce qui constitue l'art d'élever et d'engraisser les animaux.

Ainsi, avec le même poulain, l'éleveur peut faire soit un cheval de course, mince, allongé, léger comme le vent; soit un fort cheval de trait; ayant de gros membres, une large croupe, etc.

L'engraisseur peut faire à sa volonté de la viande, du beurre, de la graisse; augmenter le poids du filet et des morceaux- recherchés du bœuf; tripler, quintupler le foie de certains animaux (foie gras).

C'est ainsi que l'homme peut, à son gré en quelque sorte, par la variété des substances alimentaires qui lui sont offertes et par les propriétés qui les distinguent, baser non-seulement son alimentation su les besoins de son organisation, mais encore régler jusqu'à un certain point les résultats ultimes de l'assimilation des éléments nutritifs dans ses tissus.

La nature des aliments n'influe pas seulement sur l'organisation physique de l'homme; elle modifie encore puissamment son caractère et ses mœurs. Les peuples qui consomment de la viande dans de juste proportions, non-seulement sont, en général, plu vigoureux et plus actifs, mais encore ils possèdent une intelligence plus développée .que ceux qui se nourrissent presque exclusivement de végétaux (M. Wahu.)

En composant le régime alimentaire de substances animales et végétales dans certaines proportions, on peut à la longue modifier, non-seulement la constitution physique, mais encore les penchants et les qualités morales. « Que ceux, dit Galien, qui ne (pensent) pas que les différences des aliments rendent les uns tempérants, les autres dissolus; les « uns chastes,; les autres incontinents ; ceux-ci doux, ceux-là querelleurs ; les uns modestes, les autres présomptueux : que ceux, continue-t-il, qui nient cette vérité viennent près de moi, qu'ils suivent mes conseils pour les aliments et les boissons, je leur promets qu'ils en retireront de grandes leçons pour la philosophie morale; ils sentiront augmenter les forces de leur âme, ils acquerront plus de génie, « de mémoire et de prudence. »

Hippocrate, Platon, Plutarque, Aristote et beaucoup d'autres philosophes pensaient comme Galien à ce sujet.

Brillat-Savarin a dit avec raison :

« Dis-moi ce que tu manges, je te dirai ce que tu es. »

Transmutations organiques. L'homme, une fois parvenu au terme de sa croissance, n'augmente plus de poids, du moins dans les circonstances ordinaires.

Les aliments qu'il consomme chaque jour sont employés, pour la plus grande partie, à l'entretien de la vie. Les aliments respiratoires hydrocarbonés sont en partie brûlés dans l'acte de la respiration pour produire la chaleur vitale; les aliments plasques ou azotés servent, comme nous l'avons déjà dit, à renouveler le sang et à fournir les matériaux qui composent des organes et des tissus.

Depuis le commencement jusqu'à la fin de note existence, il se passe en nous un mouvement incessant de la substance qui compose le tissu de nos organes, mouvement en vertu duquel nous sommes soumis à un renouvellement continu. Ce renouvellement consiste en deux séries d'actes vitaux ayant deux buts opposés. Les uns fournissent à l'organisation les atomes du monde extérieur, les transformai en molécules organiques, ce qui constitue le moment de composition. Les autres détruisent, par parcelle, la trame de nos tissus, les convertisse^ en produits nouveaux et les expulsent au dehors sous forme d'excrétions. C'est le mouvement de décomposition ou d'élimination.

Des éléments organiques nouveaux viennent de remplacer d'autres éléments de même nature qui ont déjà servi, qui sont usés et devenus inutiles» impropres à la vie, et qui sont rejetés au dehors1 corps par les diverses excrétions, et plus particulièrement par les urines.

Ce mouvement, ce renouvellement lent mais continu des matériaux organiques est sensible pour le monde dans les ongles, les cheveux, la barbe, poussent et se renouvellent d'une manière in sante.

Il en est de même pour l'épiderme, qui est pend toute la' vie de l'individu, à l'état de formation continuelle.

Au fur et à mesure qu'il se renouvelle à sa surface profonde par les sucs nourriciers, l'épiderme se détache à la face superficielle sous forme d'écaillés, qui sont entraînées avec la sueur ou la transpiration cutanées.

L'épiderme enlevé par les vésicatoires se renouvelle autant de fois qu'on le veut. Des brûlures qui ont détruit l'épiderme sont réparées. Des pertes de substances, bien qu'étendues, peuvent souvent être remplacées complètement.

Les os eux-mêmes régénèrent leurs pertes de substance. Plusieurs os (côtes, péroné) peuvent se régénérer en entier.

Dans les fractures, les extrémités fracturées sont réunies au moyen d'un dépôt ou ciment osseux qui se fait entre les deux fragments de l'os.

« Tout se transforme donc, dit M. le docteur Lubanski, tout change donc sans cesse, à chaque instant, dans l'existence.

« Cette mutation permanente de la matière est une loi générale de la nature organisée.

« Le monde entier n'est qu'un grand être vivant où : tout se renouvelle sans interruption, où cette métempsycose de la matière se fait depuis le commencement jusqu'à la fin de notre existence.

« Le monde extérieur nous fournit les matières alimentaires, nous nous, les, approprions, mais en même temps nous rendons au monde extérieur les atomes usés de notre organisation. »

Tout ce qui est susceptible de donner de l'énergie au double mouvement de composition et décomposition de nos organes; tend nécessairement à augmenter l'activité des fonctions dont ces organes sont les instruments, et donne par conséquent à la santé à la vie une nouvelle vigueur.

Cette transformation incessante de nos tissus et de nos organes nous donne, jusqu'à un certain point, la faculté de les modifier, de les régénérer en quelque sorte.

En effet, lorsque les transformations organiques s'accomplissent dans des conditions favorables, avec des éléments réparateurs de bonne nature, les particules organiques viciées, usées et privées de la vie sont peu à peu éliminées par la peau, les poumons et les voies urinaires, et sont remplacées par d'autres matériaux neufs, sains, et de bonne qualité; il se forme un nouveau sang, une nouvelle chair; le malade reprend de la force et de la vigueur, il reconstitue sa santé et se rétablit.

Si l'on administre pendant quelque temps de la garance (plante tinctoriale qui donne une couleur rouge) à de jeunes animaux dont les os ne sont pas encore développés, les os se colorent en rouge, Si l'on suspend pendant quelque temps l'usage de la garance, les couches osseuses-blanches de nouvelle formation-recouvrent les précédentes. Si au bout de quelque temps on administre de nouveau de la garance aux animaux, les couches nouvelles qui se déposent à la surface de l'os sont colorées en rouge, de sorte que la coupe transversale de l'os offre une série de couches concentriques'

QUATRIÈME PARTIE

alternativement blanches et rouges.

Des expériences très curieuses démontrent que cette transmutation se fait avec une assez grande rapidité; elle se fait plus rapidement chez les jeunes sujets que chez les vieux, dans les parties molles que dans les parties dures. Vingt-quatre heures suffisent pour changer la couleur des os d'un pigeon auquel on a donné de la garance.

« J'ai entouré, dit M. Flourens, d'un anneau de fil de platine divers os longs sur différents animaux, sur des chiens, des lapins, des cochons d'Inde, etc.

« Au bout de quelque temps, l'anneau de platine, qui d'abord entourait l'os, s'est trouvé entouré par l'os et contenu dans le canal médullaire.

« Ainsi l'anneau, qui était d'abord sur l'os, est maintenant dans l'os; l'os recouvre l'anneau qui recouvrait l'os; en Un mot, l'anneau était extérieur, et il est devenu intérieur.

« Comment ce changement s'est-il fait? Comment a-t-il pu se faire?

« D'une seule manière, la voici :

« Tandis que d'un côté l'os acquiert les couches externes qui recouvrent l'anneau, il perd de l'autre des couches internes qui ont été résorbées.

« Pour varier le mode de mes expériences, au lieu d'un anneau, j'ai employé une très mince lame de platine placée sous le périoste; au bout de quelque temps, la petite lame de platine, qui était d'abord sur l'os, s'est trouvée dans l'intérieur de l'os; ce qui arrive à l'anneau arrive donc aussi à la lame.

« La lame est, comme l'anneau, successivement recouverte parle périoste, par des couches d'os de plus en plus nombreuses; on la trouve enfin dans le canal médullaire intérieur de l'os.

« L'os, qui était primitivement sous la lame, est maintenant sur la lame. « Que s'est-il donc passé? C'est qu'un os ancien a disparu, et qu'il s'est formé un os nouveau. L'os qui existe aujourd'hui n'est pas celui qui existait quand on a mis la lame; il s'est formé depuis, et l'os qui existait alors n'est plus, il a été résorbé.

« L'os change donc continuellement de matière pendant qu'il s'accroît, et cette rénovation continue est très-rapide.

« Il faut quelques semaines à peine pour la rénovation entière du corps de l'os; la durée moyenne de cette rénovation est de trente-six jours.

« ... Il est facile de voir que la rénovation de la matière se fait plusieurs fois (cinq ou six fois) durant l'accroissement d'un animal, et à plus forte raison durant sa vie entière. Ce mouvement de rénovation se ralentit d'autant plus que le jeune animal approche du terme de son accroissement, et que l'animal adulte approche du terme de sa vie. »

A l'aide d'une alimentation et d'un régime appropriés, on peut donc, en quelque sorte, modifier, changer, transformer pour ainsi dire à volonté la constitution, la nature d'un être vivant.

Ce qui a lieu pour la culture des plantes, dont les fleurs deviennent doubles, de même que pour l'élevage et l'engraissement des bestiaux, et pour les diverses pratiques employées tant sur les animaux que sur l'homme lui-même, et que l'on connaît sous le nom d'entraînement, nous donne la mesure des modifications puissantes que les êtres vivants peuvent éprouver par l'alimentation elle régime seuls, dirigés vers un but déterminé.

Chez les divers animaux vertébrés, le développement du tube intestinal est en relation avec la durée du séjour que les aliments ou leurs résidus doivent faire dans l'appareil digestif, après avoir passé dans l'estomac ; or, celte durée est en rapport avec l'utilisation plus ou moins complète des substances nutritives, avec la nature chimique et la cohésion de ces substances. Ce tube atteint le maximum de développement chez les mammifères, et, parmi ceux-ci, chez les herbivores : le tube intestinal du lion n'a que trois fois la longueur du corps ; chez le loup, la longueur de l'intestin est de cinq fois la longueur du corps de l'animal; chez les frugivores la longueur est de six à neuf fois celle du corps; tandis que pour les herbivores elle atteint : chez le cheval dix fois; chez le chameau; douze; chez la chèvre dix-huit; le bœuf, vingt-deux; le mouton, vingt-huit, fois environ la longueur du corps de chacun de ces animaux. Quant à l'homme dont l'organisation démontre, comme tous les faits physiologiques, qu'il doit se nourrir de viande, de fruits féculents bus sucrés et de légumes, le tube-intestinal l'effet ni longueur de six à sept fois la longueur du corps, développement intermédiaire entre celui qu'on observe d'une part chez les carnivores et de l'autre chez les herbivores.

Le chat sauvage a été domestiqué. Cet animal Carnivore, à intestin court, est devenu, par la nature de l'alimentation mixte qui lui est offerte Ordinairement dans nos maisons et par l'habitude successive, un être tout différent, à intestin long, capable de digérer les végétaux, dont il ne pouvait se nourrir à l'état sauvage.

« Ainsi, du plus vorace; du plus faux des animaux la nourriture a fait un compagnon des hommes, qui joue avec les enfants, et né laisse apercevoir que rarement, ou seulement pour l'observateur attend quelques traces de son ancienne perfidie. Et nous pourrions-nous étonner de voir les peuples devenir remuants ou paisibles, vigoureux ou énervés, courageux ou lâches, intelligents ou stupides, selon les aliments dont ils se nourrissent!» (Moleschott.)

Que ceux qui doubleraient de l'influence toute-puissante qu'un régime alimentaire bien entendu peut avoir sur l'économie vivante, des modifications profondes qu'il peut apporter non-seulement dans la constitution intime de l'individu, mais encore dans sa conformation et ses aptitudes physiques; que ceux-là examinent ce qui se passe chez les animaux que l'on met entre les mains des éleveurs, des engraisseurs; des entraîneurs; qu'ils étudient les transformations si remarquables et si extraordinaires que entraînement, appliqué à l'homme lui-même, peut imprimer à son tempérament, à sa nature et à sa constitution.

La puissance de l'homme sur la matière vivante est immense; il la fait, la défait, la refait, pour ainsi à sa volonté.

CHAPITRE II
RÉSULTATS PHYSIOLOGIQUES DE L'ALIMENTATION INTENSIVE OBSERVÉS DANS LA PRATIQUE DE L'ÉLEVAGE, DE L'ENGRAISSEMENT DES BESTIAUX, ET DE L'ENTRAÎNEMENT.

« Il y a environ un siècle, dit H. Royer-Collard, parut en Angleterre, à Dishley, un cultivateur doué d'une grande sagacité, d'un esprit d'observation très remarquable et d'une persévérance rare ; c'est Ztokewell, qui entreprit de perfectionner les races d'animaux domestiques de manière à leur donner les qualités et même les conformations les plus parfaites, c'est-à-dire les plus appropriées au but et à l'usage auquel on les destine. Ainsi Bakewell voulut que, dans les bœufs destinés à la boucherie, les parties charnues qui constituent les morceaux de choix se développassent avec un volume énorme, au préjudice des parties basses ou de rebut. Après quinze années de travaux, il montra une race de bœufs dont la tête et les os étaient réduits aux plus petites dimensions, les jambes courtes, la panse étroite, la peau fine et souple, la poitrine vaste, la croupe très large et très-développée, et les masses de chair musculaire si considérables, qu'elles formaient à elles seules plus des deux tiers du poids de l'animal. Il est parvenu jusqu'à créer une race de vaches sans cornes, à supprimer les défenses naturelles qui, dans l'état de domesticité de l'animal, lui sont inutiles et souvent même nuisibles.

Le procédé suivi par Bakewell consistait dans l'emploi simultané de deux moyens : 1° un choix convenable d'animaux reproducteurs; 2° une alimentation, un régime, une hygiène appropriés au but qu'il voulait atteindre.

Depuis près d'un siècle, les idées de Bakewell ont été appliquées dans toute l'Europe. L'art du régime a été poussé à une étonnante perfection. On connaît maintenant, à des signes certains, quels sont les animaux propres ou impropres à l'engraissement, quelles conditions sont nécessaires pour les amener km degré d'embonpoint déterminé; sur quels organes il faut directement agir pour favoriser ou accélérer la nutrition; quels aliments produisent la graisse ouïes muscles, le lait chez les vaches, la laine chez les moutons. On mesure exactement, pour chaque animal, la nourriture, l'air, la lumière, le mouvement ; dont il a besoin, pour être amené à tel ou tel état, pour être employé à tel ou tel usage. On sait à quel moment et dans quels cas la graisse s'accumule particulièrement sous la peau, ou dans l'intérieur des cavités splanchniques, ou bien dans le tissu même des organes. On calcule avec précision combien de livres viennent augmenter par jour le poids du corps pendant la durée du traitement.

Voici ce que dit M. le docteur Auzoux, dans son intéressant ouvrage d'Anatomie et de physiologie comparées[1], au sujet de l'élevage et de l'engraissement des bestiaux. « Avec-le même animal qui vient de naître, l'éleveur habile peut, selon sa volonté, faire un cheval fort et massif, propre à traîner, de lourds fardeaux, ou un cheval léger, mince, agile, propre à la course; un cheval de trait, ou un cheval de selle. et donner à chacun d'eux une conformation, des qualités, des, aptitudes- appropriées; à l'emploi auquel il est destiné.

Selon sa volonté, l'éleveur peut produire des os longs ou courts, gros ou minces, spongieux ou compactes.

Si, dans les premiers temps de la vie, la nourriture: est insuffisante ; si elle ne renferme pas assez d'éléments calcaires ; si l'animal n'est pas convenablement exercé ; si la nutrition se fait mal, le développement des os en longueur sera incomplet, on n'aura qu'un animal rabougri.

Si les aliments contiennent beaucoup de carbone et peu d'azote,

---

[1] Auzoux, Leçons élémentaires d'anatomie et de physiologie humaines et comparées: Paris, 1858.

ils forment beaucoup de graissée et peu de fibre musculaire, des os spongieux, renfermant peu de matière compacte. C'est ce que nous remarquons pour les animaux élevés dans les gras pâturages, dans les écuries des brasseurs où ils sont nourris avec du marc de grain d'orge.

Par ce genre de nourriture; on obtient un animal gros; gras, mais sans force, sans, énergie. Ce n'est pas un animal de résistance, mais de la viande de ; boucherie et de qualité médiocre, telle que celle du porc anglais, du bœuf de Durham, et non cette viande savoureuse du bœuf convenablement engraissé, dont les premières années ont été consacrées au travail ou à faire de la fibre musculaire.

Pour augmenter le poids, qui peut s'élever pour le veau, le porc, à plus d'un kilogramme par jour, et pour le bœuf, à bien davantage, on renferme l'animal dans un espace très-limité, afin de restreindre ses mouvements, de diminuer la transpiration cutanée et d'éviter toutes les déperditions ; on le tient dans un lieu silencieux, obscur, pour ne pas faire naître le besoin de l'exercice; dans une température de 15 à 20°, afin de diminuer d'autant la dépense de carbone nécessaire pour lutter contre le froid.

Pour favoriser la formation de la graisse, il faut .diminuer la dépense du carbone; l'éleveur évite donc avec soin le mouvement, l'exercice et l'abaissement de la température; il ne laisse arriver que juste là quantité d'air nécessaire à l'entretien de la vie de l'animal.

Il lui donne autant de substance alimentaire qu'il peut en digérer; parmi les aliments, il choisit ceux qui contiennent le plus de principes assimilables hydrocarbonés (de corps gras), tels que les tourteaux de noix, de colza, du maïs, etc.

Pour que l'animal en élabore une plus grande quantité dans un temps donné, on fait subir à l'allaitement, par la cuisson, par le broiement, ou tout autre moyen, un premier degré de désagrégation.

Pour diminuer le volume de la masse alimentaire, on la débarrasse

QUATRIÈME PARTIE

des substances non assimilables, et l'écorce, du son, etc.

On va même jusqu'à enfoncer la pâtée dans la bouche de l'animal; on stimule l'appétit par des condiments, des assaisonnements, etc.

On veille surtout à ce que l'animal absorbe autant de nourriture, mais pas plus qu'il n'en peut gérer.

Pour fournir plus de matière assimilable, se choisit du grain, de la farine de la meilleure qualité et dans les derniers temps de l'engraissement (des veaux, par exemple), on leur donne du lait, lu, œufs et même du beurre.

Non-seulement l'engraisseur peut faire, au moyen d'une alimentation appropriée de la viande de boucherie, même du filet, de la culotte, des foies gras, etc., mais de la laine, du suif, de la graisse du beurre, du lait, du fromage, etc.

Ou a même calculé et déterminé les avantages et le bénéfice que l'on peut obtenir d'un kilogramme de foin employé soit à la fabrication de la viande de boucherie, soit à celle de la graisse, du suif, du beurre, soit à celle du fromage et du lait. Ainsi, on a constaté que la vache laitière retire au profit de l'homme, d'un même pâturage, une quantité de substances alimentaires double de celle qu'en pourrait extraire un bœuf mis à l'engrais.

Une vache, bonne laitière, qui a consommé au-delà de sa ration d'entretien, l'équivalent de 10 kilogrammes de foin, peut fournir jusqu'à 10 litres de lait, représentant $1^k,400$ de substance sèche, tandis qu'avec la même alimentation, le bœuf n'augmente que de 1 kilogramme, représentant au plus 0,500 à 0,700 de matière nutritive (viande et graisse) dessébée. (M. Payen.)

On a reconnu aussi que la lactation diminue quand une vache laitière engraisse, et que la sécrétion du lait semble alterner avec celle de la graisse.

Contrairement à ce qui a lieu pour l'engraissement, tous les efforts de l'éleveur de chevaux de course tendent à diminuer le volume et le poids du corps, à supprimer toutes les parties et tous les organes qui sont inutiles pour la course.—Allonger les jambes, agrandir, développer la poitrine et les organes respiratoires, rétrécir le ventre et diminuer la cavité abdominale; tel est le but de l'éleveur.

Le cheval de course doit avoir l'appareil respiratoire très-développé, boire l'air, comme disent les Arabes ; car, plus l'appareil respiratoire est développé, mieux se fait l'hématose, plus l'animal a de force et de vigueur.

On parvient à lui donner cette conformation au moyen d'aliments préparés à cet effet, du pain, de l'avoine moulue, qui contiennent beaucoup de substances nutritives sous un petit volume, à diminuer ainsi le travail des intestins, et par suite leurs dimensions et leur volume. — On développe les muscles servant à la course par des exercices fréquents et appropriés, etc., etc.

Des modifications analogues à celles que les éleveurs produisent sur les animaux, ont lieu sur l'homme lui-même, en Angleterre, où l'art de former des lutteurs, des coureurs, des boxeurs, au moyen de ce que l'on appelle entraînement, est pratiqué en grand.

On entraîne, en Angleterre, les hommes, comme on entraîne les chevaux. L'entraînement, appliqué à l'homme, est un régime, un ensemble de pratiques qui se rattachent à l'alimentation, à l'exercice, et auxquels on soumet les hommes qui se destinent à devenir boxeurs, coureurs, jockeys, etc.

Voici, continue H. Royer Collard, les effets les plus remarquables que ce régime produit sur l'organisme.

« Avant d'entrer en condition, un boxeur pesait, par exemple, 128 livres; au bout de quelques jours, il n'en pèse plus que 120 ; peu de temps après, il en pèse de nouveau 128, quelquefois plus, quelquefois moins, selon l'organisation. Mais ses membres ont singulièrement augmenté de volume. Les muscles sont durs, saillants, et très-élastiques au toucher; ils se contractent avec une force extraordinaire sous l'influence du choc électrique. L'abdomen est effacé; la poitrine est saillante en avant; la respiration est ample, profonde et capable de longs efforts. La peau est devenue très-ferme, mais lisse, nettoyée de toute éruption pustuleuse ou squameuse, très transparente. On attache une grande importance à cette dernière condition. Quand la main d'un homme convenablement préparé est placée devant une bougie allumée, il faut que les doigts paraissent d'une belle transparence rosée. On tient beaucoup aussi à l'uniformité de sa coloration; si une partie est plus colorée qu'une autre, on juge que la circulation ne s'y exécute pas avec une régularité suffisante. Ces modifications de la peau sont des plus remarquables ; on les observe constamment, et elles sont considérées comme un des effets certains de l'entraînement. On note encore que les portions de la peau qui recouvrent les côtés de la poitrine, ne tremblent pas pendant les mouvements des bras, qu'elles paraissent, au contraire, parfaitement adhérentes aux muscles sous-jacents. Cette fermeté de la peau, et la densité du tissu cellulaire sous-cutané, résultant l'une et l'autre de la résorption des liquides et de la graisse, s'opposent à la production des épanchements séreux ou sanguins qui suivent ordinairement les contusions.

« Aussi les coups les plus violents produisent-ils à peine une légère ecchymose sur ces muscles devenus comme ligneux, sur la chair durcie et comme desséchée.

« Sur trois hommes de la même constitution, soumis à ce qu'on appelle entraînement, on peut faire, soit un sujet aux formes robustes, aux muscles saillants et vigoureux, un athlète, ou un hercule, —ou bien un sujet grêle, décharné, qui peut courir toute une journée, ou enfin un jockey, qui est presque un corps impondérable, destiné à diriger les chevaux de course. Eh bien ! ces trois hommes qui sont dans des conditions physiques, si différentes, doivent les qualités spéciales qui les distinguent au régime alimentaire qu'on leur a fait suivre !

« Une force prodigieuse, une adresse singulière, une insensibilité aux coups, qui passe toute croyance, et, en même temps, une parfaite santé; tels sont les phénomènes que nous présentent ces hommes qui ont été soumis à l'entraînement et qui sont assurément fort différents des autres hommes.

Ils se sont fait, pour ainsi dire, un nouveau corps et de nouveaux organes, au moyen des préparations qu'ils ont subies, par l'entraînement et par le régime.

« Ces courtes explications, dit Royer-Collard, suffisent pour faire comprendre à des médecins ce que c'est, en somme, que l'entraînement. Rien de plus simple qu'un tel régime, et j'ajoute rien de plus physiologique.

« Retrancher les mauvaises chairs et en faire de neuves, plus fermes et plus saines.

« Faut-il s'étonner des résultats de l'entraînement? Il faut s'étonner plutôt de notre étonnement et de ce que cette pratique si rationnelle nous semble quelque chose de bizarre et d'incroyable. »

L'habile éleveur, qui fait à sa volonté du même animal un cheval fin, un cheval de course, ou un gros et fort cheval de trait; qui fait produire à sa volonté au même animal de la viande, de la graisse du lait, du beurre ou du fromage ; qui sait augmenter la quantité, le poids et la qualité de la viande de choix et diminuer les os et les bas morceaux, qui sait produire ces énormes et magnifiques animaux que nous admirons dans les expositions agricoles, qui sait préparer ces volailles à chair blanche et délicate, grasse, savoureuse et succulente qui fait l'honneur de nos tables; celui-là, dans son art, est un savant, un physiologiste consommé, riche de connaissances acquises par une longue pratique, un observateur attentif et vigilant qui suit pas à pas, avec une rare intelligence, le développement de son œuvre, — Par lui tout est pesé, tout est prévu, tout est calculé ; aliments, boissons, exercice, repos, tout est gradué, proportionné à l'âge et à la constitution du sujet, aux lieux, aux saisons, au but qu'il a en vue.

« Après tous les faits si concluants que nous venons de rapporter

QUATRIÈME PARTIE

sur les moyens employés pour l'élevage, l'engraissement, le perfectionnement des animaux domestiques, pour la préparation des hommes eux-mêmes, à diverses conditions, n'est-il pas permis de penser que le médecin doit trouver dans l'étude et l'observation de ces faits les enseignements les plus précieux; qu'il peut avec raison espérer, qu'il a même le droit de compter sur les ressources immenses que lui offre le régime, c'est-à-dire l'alimentation, l'exercice et l'hygiène? N'est-il pas permis d'établir comme une vérité incontestable la puissance de cet art qui consiste à s'emparer, en quelque façon, du mouvement nutritif, à le diriger méthodiquement et dans un but déterminé, à changer tantôt dans un sens, tantôt dans un autre, la structure intime des organes, sans employer d'autre moyen que le régime? Ce principe une fois posé et bien compris, qui n'entrevoit du premier coup d'œil tout le parti qu'on en peut tirer? Combien de formes ou de degrés divers de la santé seraient heureusement modifiés par un régime systématique dirigé d'une manière intelligente et raisonnée! » (H. Royer-Collard.)

Le régime alimentaire est un modificateur si puissant de l'organisme, que c'est encore par l'intermédiaire de ce régime que l'homme peut lutter avec le plus d'efficacité contre les maladies chroniques et invétérées. En effet, si l'on considère la quantité et la variété innombrable de substances que le règne animal et le règne végétal peuvent fournir à l'alimentation de l'homme, qui, tout en remplissant les conditions essentielles de la nutrition, sont douées en outre des principes les plus divers, et dont les propriétés sont plus ou moins aptes à modifier les actes nutritifs, on comprendra quelle source féconde le régime alimentaire doit offrir dans le traitement des maladies.

M. Mialhe a fait observer avec raison que les médicaments n'ont qu'une action momentanée, tandis que les aliments ont une influence qui se renouvelle à chaque instant et dont les effets sont beaucoup plus durables. C'est qu'en réalité, les substances alimentaires sont les plus puissants modificateurs de l'état morbide.

Non-seulement elles renferment les agents médicamenteux

les plus précieux, mais encore elles les contiennent dans les proportions les mieux combinées et unies à des principes qui en assurent l'assimilation et en rendent ainsi les effets plus certains.

L'étude chimique des aliments, l'observation des effets qu'ils produisent dans l'organisme, les règles à suivre pour constituer un régime alimentaire approprié aux désordres de la nutrition, soit dans la constitution entière, soit dans un organe isolé; telle doit être la base principale d'une thérapeutique rationnelle.

Une alimentation raisonnée, sagement déduite des besoins de l'organisme, voilà le point de départ de la régularisation des actes vitaux, la source de la santé et l'unique moyen de prolonger la vie, (M. Le Brument.)

LIVRE DEUXIÈME
DE LA CURE AUX RAISINS PROPREMENT DITE

SECTION A. — ADMINISTRATION.

CHAPITRE PREMIER
DU MODE D'ADMINISTRATION ET D'EMPLOI DU RAISIN COMME MÉDICAMENT.

CONSIDÉRATIONS GÉNÉRALES.

Nous avons dit que la cure aux raisins consiste dans l'usage méthodique et raisonné du raisin comme aliment unique ou principal, pendant un temps suffisamment prolongé pour produire dans l'économie des modifications importantes.

C'est donc un régime alimentaire essentiellement végétal.

C'est une médication tout à la fois générale et spéciale.

Générale : lorsqu'elle est dirigée de manière à produire, peu à peu, certaines modifications dans la composition des fluides et des solides de l'économie, et par suite dans l'ensemble de la constitution, en activant et en favorisant les échanges et les transformations organiques.

C'est une médication spéciale ou locale lorsqu'on l'emploie, par exemple, de manière à produire un effet purgatif, ou dérivatif sur les intestins, ou comme diurétique sur l'appareil urinaire, ou comme adoucissant et pectoral dans les affections des organes respiratoires.

Elle est en même temps générale et spéciale lorsqu'elle agit, tout à la fois, comme dérivative, comme alcaline et comme altérante, par exemple, dans la goutte, la gravelle, etc.

On a déjà compris d'après ce que nous venons de dire que la cure aux raisins, pour être utile et profitable, doit être conduite et dirigée d'une certaine manière, afin de répondre aux indications particulières fournies par la maladie, par l'état et la constitution du malade ; il faut qu'elle soit appropriée aux dispositions individuelles; il faut enfin qu'elle soit modifiée plus ou moins selon les circonstances particulières qui peuvent se présenter.

Elle doit être plus ou moins exclusive, ou bien associée à un régime alimentaire, soit animal, soit végétal, convenable, qui aide et favorise l'action du médicament au lieu de lui nuire et de la contrarier. faut enfin qu'elle soit continuée pendant un temps suffisamment prolongé, afin qu'elle puisse produire les bons effets que l'on en espère, c'est-à-dire des modifications profondes dans la constitution intime des solides et des fluides de l'organisme ; ce qui ne peut s'accomplir qu'à l'aide d'un laps de temps plus ou moins long.

Il n'est donc pas indifférent de savoir comment il faut faire la cure aux raisins, et dans quels cas il convient de la faire.

C'est une chose sérieuse, et qui n'est pas toujours facile^ même pour un médecin exercé, que de juger et de déterminer à l'avance, souvent d'après la simple inspection d'un malade, de quelle manière il doit faire la cure, pour en obtenir, selon les besoins, des effets convenables, c'est-à-dire des effets révulsifs, dérivatifs, altérants, toniques réparateurs et reconstituants, etc.

1° Du choix des raisins.—Bien que tous les raisins soient, en général, formés par les mêmes éléments chimiques, cependant, leur composition, ainsi que nous l'avons vu dans la première partie, est loin d'être absolument fixe ou identique.

Les proportions et même les qualités particulières de certains principes constitutifs du jus de raisins varient, suivant les cépages, la nature du terrain, le mode de culture, les saisons, le degré de maturité, etc.

Ainsi certaines variétés de raisins blancs jouissent de propriétés purgatives, bien déterminées et bien connues, que les dénominations populaires de foireux, foirots, Hünsch, etc., et autres analogues ont caractérisées suffisamment.

Les raisins noirs sont plus nourrissants, plus toniques et plus excitants que les raisins blancs.

Les variétés de raisins mûrs qui contiennent une proportion convenable d'eau et de matière gommosucrée avec peu de fer, sont adoucissantes, béchiques, pectorales et altérantes.

Les raisins aromatiques, tels que les muscats, les sauvignons, sont excitants, échauffants.

Ceux qui contiennent du fer, du manganèse, sont toniques, corroborants, stomachiques.

Ceux qui contiennent du tannin sont astringents.

Ceux qui contiennent abondamment de la potasse, sont diurétiques et agissent comme alcalins.

QUATRIÈME PARTIE

Enfin, ceux qui contiennent du sulfate de potasse, qui ont une saveur fade et aqueuse, sont laxatifs et même purgatifs.

C'est parce que l'on n'a pas fait, jusqu'à présent, d'attention suffisante aux variations que présente la composition chimique du raisin suivant les cépages, les localités, etc., qu'il faut attribuer, à notre avis, les divergences d'opinion et même les contradictions si choquantes que l'on remarque dans te: assertions des médecins qui ont écrit sur la cure aux raisins, ou qui en ont prescrit l'usage à leurs malades.

Pour les uns, le raisin est tonique, fortifiant et même excitant; pour les autres, c'est un médicament relâchant, laxatif, dérivatif, débilitant; pour d'autres, enfin, c'est tout simplement un agent altérant.

Le docteur Pircher, qui a écrit sur la cure aux raisins à Méran en Tyrol, le docteur Wolff, qui a écrit sur le même sujet à Grünberg, en Silésie, disent que l'effet principal de la cure aux raisins est de produire sur les intestins une augmentation de sécrétion, la diarrhée ou une purgation plus ou moins intense : tandis que les docteurs Kauffmann à Durkheim; Magdeburg, à Saint-Goar; Hirsch, à Bingen, qui ont étudié et employé la même médication sur les bords du Rhin, affirment qu'elle produit ordinairement la constipation, ou du moins qu'elle a une action tonique et corroborante.

Le docteur Helft dit que la cure aux raisins ne convient qu'aux individus vigoureux et bien nourris, dont le sang n'a pas été appauvri; il la déconseille aux personnes affaiblies par de longues maladies, par des diarrhées chroniques, par des hémorrhagies, etc.

Le docteur Wolff donne les mêmes contre-indications; il la déconseille aux convalescents, aux hydropiques, aux scorbutiques, aux personnes qui ont fait abus de mercure, etc.

Enfin, M. le docteur Engelmann de Creuznach, la déconseille également dans les mêmes cas et aussi aux personnes dont « la vie nerveuse a beaucoup souffert. »

D'un autre côté, Fenner de Fenneberg, qui est l'une des grandes autorités médicales sur la matière dont il s'agit, recommande précisément la cure aux raisins aux malades « dont le sang a perdu ses principes nourriciers, dont le système nerveux a été profondément affecté; dans tous les cas, enfin, où il s'agit de nourrir et de relever les forces.»

« En général, écrit le docteur de Tscharner, j'ai toujours vu que la cure aux raisins convient beaucoup aux personnes dont les forces sont épuisées, surtout aux constitutions nerveuses et irritables. C'est pourquoi elle guérit des diarrhées provenant d'une Irritation nerveuse des intestins, la toux nerveuse et d'autres affections éréthiques de ce genre. Je n'en ai jamais observé de grands effets sur les personnes atteintes de constipation, etc. J'envisage la cure aux raisins comme une médication nutritive, calmante et facile à digérer, et je considère ses effets comme pouvant produire une corroboration générale. »

Et tandis que plusieurs médecins permettent m même prescrivent, pendant la cure aux raisins, l'usage de la viande qui est nécessaire pour soutenir les forces des malades, d'autres, au contraire, la défendent d'une manière absolue; ils recommandent une diète végétale très-sévère, et permettent seulement un peu de pain et des légumes.

Assurément, de telles divergences d'opinions sont fondées sur l'observation des faits et sur l'expérience; mais elles ne doivent être attribuées, suivant nous, qu'à la différence des cépages, ou du sol ; et les divers observateurs, dont nous venons de citer les opinions, ont parfaitement raison, ils sont dans le vrai chacun en ce qui le concerne particulièrement.

Ils ont tous raison, mais pour leur localité seulement, à leur point de vue, pour l'espèce particulière de raisins, dont ils ont fait usage, et dont une longue expérience et une observation attentive leur a fait connaître les propriétés médicamenteuses spécifiques. Mais

QUATRIÈME PARTIE

ces faits locaux et individuels ne doivent point être généralisés ou pris d'une manière absolue; on ne peut donc pas dire que une médication purgative, ou une médication tonique; car elle peut produire, suivant les circonstances deux sortes d'effets qui sont opposés l'un à l'autre.

Ainsi s'expliquent tout naturellement ces divergences d'opinions, ces contradictions, si bizarres en apparence, dans les effets physiologiques et thérapeutiques du raisin, qui ont été émises par les auteurs elles praticiens qui se sont spécialement occupés de cette médication. Les propriétés médicamenteuses des raisins particulières à chacune des variétés de cépages et de terrains, n'ont pas encore été suffisamment étudiées chez nous ; mais, dans tous les pays vignobles, on connaît, et l'on distingue très-bien les raisins qui sont échauffants ou constipants, et ceux qui sont laxatifs ou purgatifs. C'est aux praticiens qui exercent dans les pays vignobles qu'il appartient d'étudier et de déterminer plus particulièrement les effets physiologiques des différents cépages qui sont cultivés dans leurs localités respectives.

Les raisins, réellement comestibles et utiles au point de vue hygiénique ou thérapeutique, doivent être distingués de ceux qui sont seulement propres à la vinification. Le gamay, certains pineaux, le teinturier, le rivesaltes et le muscat des vignobles du midi de la France ne doivent pas être permis aux convalescents dont l'estomac est délicat. (M. Fonssagrives.)

Le choix de l'espèce de raisins la plus convenable pour la cure, dépend du genre d'affection et de la constitution du malade; elle doit être déterminée par le médecin, pour chaque cas particulier.

En général, dit Fenner de Fenneberg, les variétés de raisins qui conviennent le mieux pour la cure, sont celles dont on n'obtient ni le meilleur ni le plus généreux des vins, c'est-à-dire les variétés dans lesquelles ces proportions de glucose, et, par suite, celles de l'alcool qui en provient, sont peu considérables.

Les chasselas sont particulièrement dans cette catégorie; ils contiennent beaucoup de jus, qui est aqueux; ils donnent en général du vin d'assez médiocre qualité, renfermant peu d'alcool.

Le chasselas ne le cède à aucun autre cépage, sous le rapport de l'aspect, du goût et de la facilité avec laquelle on le digère.

En général, les raisins blancs, dorés, à pellicule mince, arrivés au terme exact de leur maturité, sont un excellent fruit.

En France, le chasselas est très-abondant, d'une excellente qualité, il est cultivé à peu près partout; il y atteint une maturité convenable et précoce, même dans le nord et l'ouest du pays, lorsqu'il est disposé en treilles et suffisamment abrité.

On peut donc faire partout, ou à peu près, chez nous, la cure aux raisins ; mais il ne faut pas oublier que cette médication, pour être salutaire, doit être faite à la campagne; qu'elle doit s'accompagner d'exercice en plein air, de promenades qui excitent l'appétit, afin de changer le régime vicieux et les habitudes trop sédentaires, trop énervantes ou trop excitantes du séjour dans les grandes villes.

Dans notre opinion, l'habitation à la campagne, et l'exercice modéré, sont des conditions indispensables, *sine qua non*, pour obtenir de bons effets de la médication par les raisins.

Quant aux différentes variétés de cépages que l'on pourrait employer avantageusement chez nous pour la cure aux raisins, les indications, les descriptions la synonymie que nous avons données dans la première partie de cet ouvrage, des espèces les plus estimées dans les vignobles des bords du Rhin, de la Suisse, du Tyrol, etc., pour la cure, suffiront pour mettre nos botanistes, nos ampélographes, et les médecins à même de trouver dans nos vignobles français des variétés de raisin, sinon identiques, ou du moins se rapprochant beaucoup de celles dont nos voisins ont su tirer un si bon parti.

Quelle que soit d'ailleurs la variété à laquelle appartiennent les raisins noirs, rouges ou blancs, il est très-important qu'ils soient

QUATRIÈME PARTIE

gros, bien nourris, succulents, qu'ils aient la peau fine et surtout qu'ils aient atteint un degré suffisant de maturité, sans quoi ils pourraient devenir nuisibles par l'excès d'acide qui s'y trouve toujours lorsque la maturation est incomplète.

« Il n'y a que les raisins réellement mûrs qui sont propres à la cure, dit M. le docteur Schmitt.

« On a fait l'observation, que plus l'année est abondante, plus la maturité des raisins est hâtive, plus ils ont de qualité ; plus il est avantageux de faire une cure ; on peut alors en espérer de très-bons résultats.

« Si nous avons le bonheur d'obtenir une bonne année avec tout ce qui peut contribuer à la parfaite maturité du raisin et à lui donner de la qualité, alors on peut dire sans crainte de se tromper, que les effets de la cure seront excellents. Pourtant nous ne devons pas dissimuler que les raisins, lorsqu'ils arrivent à un degré de maturité trop avancé, perdent de plus en plus leur acide tartrique, tandis que les proportions de glucose augmentent.

« Le raisin, de tonique qu'il était d'abord, devient trop excitant, il échauffe, resserre et constipe.

« Mais ce haut degré de maturité n'arrive que fort rarement et à une époque où la cure peut être déjà terminée. »

Le raisin, qui a été conservé, perd une partie de l'eau qu'il contenait ; les principes solides se rapprochent et se concentrent ; le raisin devient plus nourrissant et plus excitant.

Le vin de paille se fait en laissant exposés pendant quelques jours à l'air et au soleil, sur un lit de paille, les raisins coupés. — L'eau qu'ils contiennent s'évapore, et le jus acquiert une plus grande densité, ce qui donne au vin, qui en provient, une force et une qualité supérieures.

Des procédés ingénieux permettent de conserver le raisin

pendant une grande partie de l'année. Le plus usité consiste à tordre le pédoncule ou à l'étrangler avec un fil et à envelopper la grappe sur le cep dans une feuille de papier huilé ou dans un sac de toile; quelquefois aussi on suspend les grappes dans des fruitiers ou dans des tonneaux.

« M. Charmeux, de Thomery, conserve presque indéfiniment les raisins, en les maintenant immergés dans un vase contenant de l'eau froide que l'on renouvelle tous les jours. C'est là un procédé très simple, et que la diététique, intéressée à conserver cet aliment précieux, peut très-aisément mettre en pratique. » (M. Fonssagrives.)

Les raisins fréquemment employés à l'état sec, et servis sur nos tables comme ceux que l'on destine à cet usage et qui constituent dans les pays méridionaux une branche importante de commerce d'exportation, sont: 1° Les raisins secs d'Espagne, notamment les raisins muscats de Malaga ; 2° les raisins d'Italie ou de Calabre; 3° les raisins secs de Grèce, comprenant les raisins de Corinthe et ceux de Lipari; 3° les raisins secs de Turquie, dont les espèces principales sont les sultans et les caraburna; 5° les raisins secs de France ou de Roquevaire.

Les raisins secs ne sont pas propres à la cure aux raisins; ils sont lourds et indigestes, à cause de la grande quantité de sucre qu'ils renferment, de la consistance que la dessiccation leur a donnée et de l'impossibilité où l'on est de séparer les pellicules qui font corps avec la pulpe. On prépare avec ces raisins secs un vin qui occupe le premier rang dans l'échelle de spirituosité de ces liquides.

2° La quantité de raisins, qu'il convient de manger chaque jour, n'est point arbitraire et ne doit pas être laissée à la discrétion, au caprice et à l'appétit des consommateurs. Elle est subordonnée à la nature de la maladie, aux dispositions individuelles, aux besoins des malades et à la qualité des fruits.

La quantité de raisins que l'on doit manger, variera évidemment, selon que l'on veut faire du raisin un aliment unique ou exclusif; ou

QUATRIÈME PARTIE

seulement un adjuvant, auquel on ajoutera, suivant les indications, d'autres aliments, soit végétaux, soit animaux, en proportions plus ou moins considérables.

Veut-on activer les fonctions du tube digestif et produire un effet purgatif ou dérivatif sur l'intestin ou des effets diurétiques sur les organes urinatres ? On augmentera un peu la quantité normale, et on la consommera le matin, à jeun.

On choisira de préférence les raisins blancs, peu sucrés, aqueux, pas trop mûrs.

Si, au contraire, on veut se borner à stimuler les organes de l'assimilation, à favoriser les échanges et les métamorphoses organiques, à modifier ou corriger la composition du sang et des fluides de l'économie, en un mot, améliorer peu à peu, d'une manière progressive l'ensemble de la constitution, on mangera moins de raisins chaque jour, et l'on prolongera la cure pendant six ou huit semaines, c'est-à-dire le plus longtemps possible.

La quantité de raisins, qu'il convient de manger, varie de 1 1/2 à 4 kilogrammes par jour, pris en trois, quatre ou cinq repas, dans l'intervalle desquels on fait un exercice modéré, des promenades, etc.

On commence par une assez petite quantité de raisin (1/2 ou 1 kilogramme) ; on l'augmente progressivement chaque jour.

On doit rejeter les pellicules et les pépins.

« On doit répartir, dit M. Curchod, la quantité de raisins à manger en trois portions : la première avant le déjeuner, la seconde entre le déjeuner et le dîner, la troisième avant la collation du soir.

La première portion sera d'une livre et demie à deux livres (750 grammes à 1 kilogramme), on la mangera de 6 heures 1/2 à 8 heures du matin.

Jean-Charles Herpin

« Ordinairement on recommande aux malades de manger autant de raisins qu'ils peuvent en consommer avec appétit et en supporter sans inconvénients; cependant il ne faut pas que la quantité dépasse celle qui est nécessaire pour satisfaire aux indications de la cure.

« Si l'on en mange avec excès, il arrive souvent que l'on éprouve une répugnance qui peut aller jusqu'à faire refuser toute espèce de raisins. »

Lorsque le célèbre chimiste Davy vint en 1817, visiter Montpellier et ses environs, il manifesta dans une excursion le désir de goûter les excellents muscats d'une vigne qui était sur son chemin. M. Bérard s'empressa de lui en offrir deux belles grappes. « Ce n'est pas assez, mon cher ami, pour les bien goûter, t'en voudrais davantage. » Son désir fut à l'instant satisfait, et environ 2 kilogrammes du fruit envié furent mis à sa disposition; mais il ne put même achever les deux premières grappes sans éprouver ': une complète satiété, en raison même du goût très sucré et du parfum trop prononcé de ce raisin.

La quantité moyenne est en général de 2 à 3 kilogrammes par jour; mais on voit souvent des personnes en manger avec appétit 5 ou 6 kilogrammes et même davantage.

La plus grande quantité de raisins que l'on doive absorber pendant vingt-quatre heures est de 4 à 6 kilogrammes.

Les raisins passent ou sont digérés très-vite; cependant il faut laisser au moins une demi-heure d'intervalle avant le dîner.

Le raisin frais, humecté de rosée, passe mieux que celui qui est cueilli ou conservé depuis longtemps. C'est une sorte de boisson rendue encore plus rafraîchissante par une petite addition d'eau de la rosée.

Si l'on mange de grand matin à jeun les raisins, lorsqu'ils sont encore couverts de rosée, leurs effets purgatif et diurétique sont beaucoup plus prononcés qu'ils ne le sont, lorsqu'on les mange

QUATRIÈME PARTIE

pendant la chaleur du jour.

De même, si l'on mange le raisin en restant au lit, les effets purgatif et diurétique du fruit seront peu sensibles, parce qu'alors la transpiration devient plus abondante.

Une remarque importante à faire et qui s'applique à tous les raisins, c'est que les pellicules et les pépins sont réfractaires à la digestion; ils se retrouvèrent infailliblement dans les selles et fatiguent inutilement l'estomac ; il y a donc avantage à rejeter ces parties, à moins qu'on ne veuille les utiliser pour augmenter, mécaniquement, l'action que le raisin exerce sur la sécrétion et les parois du tube intestinal.

Dans quelques localités d'Allemagne, on boit aussi, chaque jour, de deux ou trois à six verrées de jus è raisins frais, que l'on prépare, au moment même où on veut le boire, en soumettant les raisins à l'action d'une petite presse construite à cet effet.

Mais ce mode d'administration n'est pas toujours du goût des malades qui préfèrent consommer des raisins en nature.

Dans quelques endroits (Creuznach), on prépare et l'on expédie au loin le jus de raisins consens dans des bouteilles, suivant les procédés d'Appel. Mais il est assez probable, que, par ce procédé, le liquide ne contient plus la totalité des substances albuminoïdes ou azotées du raisin, lesquelles soient coagulées et précipitées par l'effet de la chaleur de la coction.

Il vaut infiniment mieux manger le raisin en promenant, le choisir et le cueillir soi-même dans les vignes, que de le consommer chez soi, en restant renfermé dans son appartement, ou au lit.

La promenade et l'exercice sont une des conditions qui favorisent au plus haut degré les bons effets de la cure aux raisins. « Le meilleur moyen de faciliter leur digestion et leur absorption, c'est de prendre beaucoup d'exercice et de vivre autant que possible en plein air. » (M. Curchod.)

Jean-Charles Herpin

Dans les localités de l'Allemagne et de la Suisse (Durkheim, Vevey, etc.), où la cure du raisin est en grande vogue, tout le monde se promène tenant à la main un petit panier plus ou moins élégant, qui contient la provision de raisins que l'on veut consommer pendant la durée de la promenade.

Toutefois, lorsque le sol de la vigne est humide, détrempé par la pluie, il faut de préférence se promener dans un endroit sec, couvert ou abrité, afin d'éviter l'humidité et le froid aux pieds.

Les personnes délicates qui souffrent de la poitrine, devront même éviter aussi de manger le raisin trop froid.

« Il importe, dit M. Fonssagrives, de prendre la première portion de grand matin, mais non chez soi, dans V la vigne, lorsque le soleil n'a pas encore essuyé l'humidité qui baigne la grappe et que le fruit est dans toute sa fraîcheur. Cette recommandation ne s'addresse pas aux phthisiques. Les influences matinales leur sont défavorables et même dangereuses. Il faut que le soleil ait pénétré les dernières couches de l'air pour que les avantages de l'exercice ne soient pas annihilés par une exacerbation dans les symptômes. Le repas matinal dans la vigne, sous le brouillard des premières lueurs du jour, lorsque la température est encore basse et le vent frais, ne convient qu'aux organisations et aux dyscrasies auxquelles le mouvement à l'air libre, à l'air oxygéné est nécessaire pour activer la circulation, pour soustraire l'organisme à l'inertie qui pèse sur lui. Li premier repas doit être le plus abondant. »

3° Le régime alimentaire, pendant la durée delà cure aux raisins, doit être subordonné et approprié à la nature de la maladie, à la constitution du malade, aux indications et au but que l'on peut atteindre, Tantôt le raisin fera plus ou moins exclusivement la base de l'alimentation; tantôt on y ajoutera d'autres aliments de nature végétale. — D'autres foison y associera des viandes blanches ou noires, des aliments azotés; on permettra le vin, le thé, le café, etc.

Nous devons ici donner une attention plus particulière à la composition chimique' du raisin, considéré comme aliment, la

QUATRIÈME PARTIE

comparer avec celle de principales substances alimentaires et indiquer le proportions dans lesquelles les diverses substance végétales, animales, hydrocarbonées, albuminoïdes, etc., doivent entrer dans le régime, pour composer soit une alimentation normale réparatrice, soit une alimentation partiellement incomplète, ou intensive, dans le but de modifier la constitution elle-même un moyen d'une alimentation appropriée et choisie, d'après les indications fournies par l'état du malade.

Les chiffres que nous avons présentés indiquant les proportions les plus convenables de substances albuminoïdes, hydrocarbonées, etc., pour la ration normale d'entretien d'un individu en bonne santé, sont d'une très-haute importance. Il faut en faire l'application raisonnée à l'alimentation plus ou moins exclusive qui constitue la médication par les raisins.

En effet, comme les substances végétales sont moins abondamment pourvues de principes azotés que les substances animales, il faut que le régime alimentaire, pendant la cure aux raisins, soit choisis et composé de telle manière qu'il offre à l'économie une alimentation complète, suffisante, c'est-à-dire les ^matériaux azotés et respiratoires indispensables à l'entretien de la vie.

En un mot, il faut diminuer, augmenter, graduer selon l'état et la constitution des malades, les proportions d'aliments plastiques ou azotés (viandes, œufs, pain, fromage, etc.), dont on devra faire usage concurremment avec les raisins.

Ainsi, en admettant qu'une personne consomme, par jour, 3 kilogrammes de jus de raisins ; et que chaque kilogramme de ce jus contienne 20 grammes de substances azotées ; la quantité totale de matières azotées, ingérée, chaque jour, par le raisin, ne serait que de 60 grammes, tandis que la ration normale, pour un homme adulte, en bonne santé, est de 130 grammes. Il y aurait là, par conséquent, un déficit d'azote qu'il faudra combler plus ou moins par l'ingestion d'aliments azotés, lorsque cela sera nécessaire; car, dans les maladies causées ou caractérisées par une surabondance de principes azotés, la goutte, la gravelle, etc., il convient, au contraire, de faire usage d'aliments peu chargés d'azote.

Il sera facile de déterminer les modifications que l'on devra faire subir au régime alimentaire de la cure aux raisins, conformément aux indications fournies par l'état et la constitution des individus, an moyen des tableaux suivants empruntés à M. Pajen, et qui indiquent la quantité des matières albuminoïdes, azotées ou plastiques, et celle des matières hydrocarbonées ou respiratoires, glucose, substances grasses, contenues dans les principales substances alimentaires en usage.

COMPOSITION MOYENNE DU PAIN :
PRINCIPES IMMÉDIATS.

	Carbone.	Azote.
Substances azotées (glutine, fibrine, caséine, albumine, etc.)........	7,0 = 3,6	1,08
Mat. amylacées (amidon, dextrine, glucose, etc.).................	56,7 = 25,1	
Substances grasses...............	1,3 = 1,3	
Sels (phosphates de chaux et de magnésie, sels alcalins)........	0,6	
Eau,................................	34,0	
Poids du pain...........	100,0 = 30,0	1,08 *

* Ou en substances azotées, 7,02.

COMPOSITION DE LA VIANDE.
PRINCIPES IMMÉDIATS.

	Azote.	Carbone.
Substances azotées (fibrine, tissu cellulaire, tendons, albumine, etc.)..	21 = 3,07	11
Phosphates et autres sels.........	1	
Eau,...............................	78	
	100	3,07	11

QUATRIÈME PARTIE

Tableau

DES QUANTITÉS D'AZOTE, DE CARBONE, DE MATIÈRE GRASSE ET D'EAU
CONTENUES DANS 100 PARTIES DE DIVERSES
SUBSTANCES ALIMENTAIRES.

	Azote	Substance azotée	Carbone	Graisse	Eau
Viande de bœuf (sans os)	3	19,50	11	2	78
Bœuf rôti	3,528	22,93	17,76	5,19	69,89
Œuf de poule (blanc et jaune)	1,90	12,35	13,50	7	80
Lait de vache	0,66	4,29	8	3,70	86,50
Saumon	2,09	13,58	16	4,85	75,16
Carpe	3,49	22,68	12,10	1,09	75,91
Blé tendre	1,81	11,76	39	1,75	14
Farine blanche de Paris	1,64	10,66	38,5	1,80	14
Maïs	1,70	11,05	44	8,80	12
Sarrasin	2,2	14,30	42,5	2,84	12
Riz	1,8	11,70	41	0,80	13
Pain blanc de Paris	1,08	7,02	29,50	1,20	35
Pommes de terre	0,33	2,14	11	0,10	74
Carottes	0,31	2,01	5,50	0,15	88
Café (quantité dans une infusion de 100 grammes)	1,10	7,15	9	0,50	973
Chocolat (pour 100 grammes)	1,52	9,88	58	26	8
Beurre ordinaire (frais)	0,64	4,16	83	82	14
Bière forte	0,08	0,52	4,50	»	90
Vin	0,015	0,097	4	»	90
Fromage de Gruyère	5	32,5	38	24	40
— de Chester	4,126	26,819	41,04	25,73	35,32
— de Hollande	4,80	31,20	43,54	27,54	31,10
Fèves	4,50	29,25	42	2,50	15
Haricots flageolets séchés	4,15	26,97	48,5	2,6	5,1
Lentilles	3,87	25,15	43	2,50	11,5
Pois secs ordinaires	3,66	23,79	44	2,10	4,2
Pain de munition nouveau	1,20	7,8	30	1,50	35
Figues sèches	0,92	5,98	34	»	25
Pruneaux	0,73	4,74	28	»	26
Lard	1,18	7,67	71,14	71	10
Eau-de-vie commune	0	»	27	»	49
Jus de raisins (moyennes)	0,27	1,70	10 à 20	0,20	72 à 80

Nous devons faire observer que rien d'absolu ne peut être formulé quant à la proportion dans laquelle les substances albuminoïdes, les féculents et les corps gras doivent faire partie de l'alimentation de l'homme, soit à l'état de santé soit à celui de maladie, puisque tant de conditions en rendent la variabilité si nécessaire; mais, au moins, ces enseignements mettent-ils à portée d'établir des règles générales par lesquelles la quantité relative de ces principes peut être déterminée de manière à satisfaire aux besoins de la nutrition. C'est ainsi que, dans nos climats, par exemple, chez l'homme livré aux travaux manuels, pour quatre parties de substances hydrocarbonées, il faut une partie de principes albuminoïdes ou azotés.

En général, pendant la durée de la cure aux raisins, le régime alimentaire doit être sobre, frugal, plutôt insuffisant, que trop abondant.

« C'est surtout le soir qu'il faut éviter les excès. Car, sans parler du trouble que la digestion jette dans le sommeil, l'effet d'un sang surchargé se neutralise difficilement pendant la nuit. En dormant, nous expirons moins d'acide carbonique, et en général l'échange des substances se ralentit. Aussi, la réplétion des tissus, et surtout du cerveau, se trahit-elle fréquemment par des rêves pénibles, par l'oppression; et, le matin, par les maux de tête et une indisposition générale de l'esprit. » (Moleschott.)

La cure aux raisins étant une alimentation intensivement exclusive et peu abondante en principes azotés, ou réparateurs, elle peut, jusques à un certain point, être considérée comme insuffisante, ou incomplète; c'est une sorte d'abstinence.

L'abstinence est aussi une médication particulière, en d'autres termes une sorte d'entraînement pratiqué dans un but curatif pour produire certaines mutations organiques. L'abstinence est un agent très-puissant des transformations organiques. Elle est accompagnée par un redoublement d'activité de l'absorption. La graisse disparaît, les tissus musculaire, fibreux perdent plus ou moins de leur volume. L'individu s'amaigrit, perd de son volume, ainsi que de son poids et de ses forces. — Les ulcères se dessèchent spontanément…

« Dans certains états morbides, il se produit au sein de l'organisme des substances qui ne sont pas susceptibles d'assimilation, l'abstinence suffit à elle seule pour faire disparaître complètement ces produits anormaux. Ils s'évanouissent et disparaissent sans laisser de traces, parce qu'ils sont absorbés et que leurs éléments se combinent avec l'oxygène de l'air, » (M. Liebig.)

QUATRIÈME PARTIE

L'abstinence alimentaire, dit M. Fonssagrives, est à elle seule toute une médication et une médication puissante ; en supprimant brusquement les apports nutritifs, elle force l'économie à chercher en elle-même les éléments de ce tourbillon de destruction et de rénovation organiques, qu'on peut bien modérer un instant, mais qu'on ne saurait arrêter, puisqu'il est l'essence même de la vie. Certains principes tenus en réserve pour les moments nécessiteux, rentrent dans le sang par résorption et vont subvenir aux besoins de la respiration et de la calorification ; les sécrétions diminuent, les absorptions interstitielles prennent au contraire une activité exceptionnelle; seul le système nerveux échappe à cette loi d'amoindrissement général.

Ce sont là des perturbations nombreuses et profondes qui donnent une idée de la portée thérapeutique de l'abstinence quand elle est maniée avec à-propos et énergie.

4° L'époque à laquelle on peut commencer la cure aux raisins dépend des années et des cépages. On peut entreprendre ou commencer la cure aux raisins aussitôt que la maturité du fruit est suffisamment avancée.

Dans une bonne année on peut la commencer dès le milieu du mois d'août. Dans la France centrale, à Méran, en Tyrol, localité assez élevée, on commence dès les premiers jours du mois de septembre.

Pour instituer une cure dont on puisse espérer un bon succès, il est indispensable que les raisins soient bien mûrs et que la cure soit commencée de bonne heure, non-seulement afin de pouvoir la prolonger pendant plus longtemps, mais aussi pour que l'on puisse prendre agréablement de l'exercice à l'air libre et faire des promenades qui favorisent notablement les bons effets du raisin.

5° Le choix des localités dans lesquelles on doit faire la cure aux raisins n'est point indifférent, puisque les qualités ainsi que les propriétés médicamenteuses du raisin varient selon les terrains, le climat, la température du pays, etc., puisque les raisins sont plus ou moins sucrés ou aqueux, colorés, acides, aromatiques, plus ou moins chargés de sels minéraux, de potasse, de fer, de silice, selon la nature du sol où ils ont été cultivés; qu'ils sont plus hâtifs ou tardifs dans tel endroit que dans tel autre; enfin que la saison d'automne est moins froide, plus saine et plus agréable, que l'on y trouve des promenades agréables, variées et abritées, du confortable, etc.; que l'on peut y commencer la cure de bonne heure, dès le mois d'août, par exemple, ou la prolonger jusqu'au mois de novembre, etc. Il en est absolument pour la cure aux raisins comme pour les bains de mer, qu'il n'est certainement pas indifférent de prendre à Ostende ou à Biarritz, et qui donnent des résultats variables et en harmonie avec la situation géographique des localités, leur position et les avantages locaux qu'elles présentent.

Les localités les plus renommées en Allemagne pour la cure aux raisins sont : Durkheim en Bavière près Neustadt, station du chemin de fer de Paris à Francfort, sur la rive gauche du Rhin à quelque distance de Mannheim; — Gleisweiler, près Landau ; Creuznach, Boppard, Bingen, Rudesheim, Saint-Goar et la plupart des vignobles qui sont situés sur les bords du Rhin, entre Mayence et Coblentz; — Grûnbergen Silésie, près des frontières de la Saxe; — Méran en Tyrol, près de Botzen ou Bolzano;— et ses environs,— Vevey, Montreux, Veytaux, Aigle, sur les bords du lac de Genève ; etc. En Suisse, la saison est belle, la température depuis la mi-août jusqu'à la mi-octobre est ordinairement bonne et très-convenable pour la cure.

Le nombre des malades qui arrivent dans ces diverses localités tant de la Russie, de la Pologne, de l'Allemagne, que de l'Angleterre et même de l'Amérique, pour y faire la cure aux raisins, est fort considérable. Nous avons vu, à Durkheim, des tables d'hôte de 80 à 100 couverts.

6° La durée du traitement ou de la cure aux raisins varie de trois à six semaines ; on peut la prolonger lorsque la saison le permet, c'est-à-dire que le temps n'est pas trop humide ni trop froid.

C'est la durée de la cure plutôt que la très-grande quantité de

QUATRIÈME PARTIE

raisins consommés qui produit les bons effets que l'on a lieu d'espérer de la médication par les raisins.

Les dames ne doivent pas faire la cure aux raisins proprement dite pendant le temps de la grossesse ou pendant l'allaitement; car l'appel énergique et continu que détermine assez souvent cette médication du côté des intestins pourrait amener une suppression ou la perte du lait, peut-être déterminer une fausse couche; néanmoins l'usage modéré du raisin peut alors être parfois très-utile. Le raisin frais choisi parmi les variétés laxatives, peut très-bien servir à combattre la constipation souvent opiniâtre et nuisible qui accompagne souvent la grossesse.

Il est en général plus convenable de ne pas entreprendre la cure aux raisins pendant les époques menstruelles, afin de ne pas déterminer vers les intestins ou d'autres organes une dérivation qui pourrait amener quelque perturbation dans les fonctions normales de l'utérus.

La cure aux raisins peut se faire comme cure principale (Hauptkur) pour elle-même, sans avoir été précédée d'une autre cure ou d'un traitement antérieur; ou bien elle peut se faire comme cure complémentaire (Nachkur) ou subséquente à une cure d'eaux minérales.

La cure aux raisins peut très-bien succéder à traitement par les eaux minérales et même le compléter, mais à la condition, toutefois, qu'elle sera dirigée de manière à aider et à favoriser les effets consécutifs des eaux, et non point cependant à les troubler, à les contrarier. Cependant on fera bien, en général, de mettre entre les deux traitements un intervalle d'un à deux mois.

« Il convient, dit Fenner de Fenneberg, que la cure aux raisins ne succède pas trop tôt à la cure d'eaux minérales et de bains; car c'est un fait d'expérience générale que les différentes cures ne doivent pas se toucher de trop près. Ceux qui se trouvent dans la position de pouvoir occuper l'intervalle qu'il convient de mettre entre les deux traitements par un voyage agréable et sans se fatiguer ou qui peuvent choisir un séjour sain, gai et champêtre sont doublement heureux et on peut leur prédire un succès favorable.»

La cure aux raisins comme complémentaire ou suite d'un traitement par les eaux minérales peut avoir un double but :
1° De refaire, de restaurer, de reconstituer un sur jet affaibli, par des maladies antérieures ;
2° De continuer, de compléter la médication commencée aux eaux minérales. Ainsi après une saison aux eaux laxatives de Carlsbad, de Marienbad, de Hombourg, etc., il est parfois nécessaire de continuer et d'entretenir pendant quelque temps encore une dérivation intestinale modérée. La cure aux raisins peut très-bien satisfaire à ces conditions.

Après une saison à Vichy, chez des graveleux et des goutteux, la cure aux raisins, qui a aussi une réaction alcaline, et par conséquent utile dans ces sortes d'affections, pourra servir à continuera prolonger d'une manière agréable et avantageuse la médication commencée à Vichy.

Quelquefois, diverses circonstances, des raisons d'affaires, de santé, etc., forcent à suspendre la cure aux eaux minérales, ou du moins à en abréger la durée. Dans ces cas, la cure aux raisins employée pour terminer ces cures incomplètes répond très bien aux effets qu'on lui demande. Elle fait cesser souvent les complications qui avaient obligé à suspendre la cure hydrologique, et donne à la fin de la saison des résultats très-favorables.

« Dans le traitement par les eaux sulfureuses à Baden (Autriche), dit M. le docteur Carrière, le raisin est donné comme régime, ou bien comme cure complémentaire au terme de la saison. Dans le premier cas, c'est un aliment d'une saveur agréable, qui corrige le goût soufré dont l'impression s'efface difficilement; c'est encore un moyen de disposer les voies alimentaires à la digestion des eaux minérales, Le raisin forme, de plus, un bon élément de régime par sa composition chimique et l'influence qu'il exerce sur le sang, précisément dans les maladies qui sont du ressort des eaux sulfureuses, comme la tuberculose et les affections cutanées,

QUATRIÈME PARTIE

compliquées de scrofule ou dépendant directement de cette dyscrasie.

Dans le second cas, c'est-à-dire comme moyen de cure à la suite d'une saison d'eaux minérales, le raisin a pour résultat de compléter et de consolider le traitement. C'est un véritable moyen complémentaire, qui perfectionne ce qui aurait été accompli par le premier. Nous avons dit autre part que le raisin, pris en certaine quantité pendant le cours d'une cure d'eaux sulfureuses, engendrait une sorte d'excitation. Aussi faut-il en être sobre à moins qu'on n'ait affaire à des tempéraments qui ne se distinguent pas par l'abondance du sang. A ceux-là pleine dose, sans craindre aucun résultat fâcheux. »

« On sait, ajoute le même auteur, qu'il ne faut pas agir avec trop d'insistance avec les eaux minérales, surtout avec celles qui sont douées d'une grande énergie, comme Carlsbad en Bohême et Vichy en France. Il faut suspendre quelquefois et même s'arrêter. On a dit les inconvénients de Vichy qui causeraient par excès d'alcalinisation des hémorragies passives, nous avons parlé de ceux de Carlsbad, qui vont jusqu'à s'attaquer au système nerveux et à faire éclater des folies. »

L'exercice est l'une des conditions qui favorisent le plus puissamment les bons effets de la médication par les raisins, en activant les transformations organiques qui ont lieu sous l'influence salutaire d'une alimentation réparatrice ou modificatrice.

L'exercice donne de l'appétit, facilite la digestion, favorise la nutrition, accélère les mouvements respiratoires; il augmente la calorification du corps et le développement des organes, spécialement de la fibre musculaire; il donne de l'énergie à toutes les fonctions, il favorise notamment l'élimination des matériaux organiques usés ou qui doivent être expulsés de l'économie.

Plus on fait de mouvement et d'exercice, plus on détruit de matières organiques, plus on produit de chaleur; nous en faisons l'expérience tous les jours; on marche rapidement, on se frotte les mains, pour se réchauffer.

Jean-Charles Herpin

La fréquence de la respiration est moindre chez l'individu qui reste en repos que chez celui qui se livre au travail ou qui fait beaucoup d'exercice; par conséquent la proportion de carbone exhalée est plus considérable chez le dernier que chez le premier.

Le repos et la vie sédentaire, qui tendent à diminuer les combustions de nutrition, augmentent les proportions d'acide urique ; l'exercice musculaire prolongé augmente aussi la proportion de l'urée (principe azoté) dans l'urine, abstraction faite du régime ; mais, dans ce cas, c'est parce que le mouvement facilite les transformations organiques et l'élimination des matériaux usés qui ont rempli ta rôle dans l'organisme.

La marche, les promenades à pied ou à cheval, le billard, la gymnastique, la danse sont des exercices très-favorables à la santé et auxquels il est indispensable de se livrer, avec modération cependant, lorsque l'on fait la cure aux raisins.

La gymnastique, de même que la danse, lorsqu'on en use convenablement et qu'on emploie les précautions commandées par l'hygiène, est particulièrement utile aux jeunes personnes du sexe.

Elles développent l'énergie musculaire qui ordinairement est très-affaiblie par la vie sédentaire ; elles diminuent ainsi la prédominance nerveuse qui est la suite de leurs occupations à l'intérieur, des études prolongées, spécialement de la musique, du dessin, etc., de lectures sentimentales passionnées, surtout des romans qui exaltent leur imagination, faussent leur jugement, égarent leur raison, compromettent leur avenir, en leur présentant sous les couleurs les plus séduisantes des rêveries, des illusions mensongères qui leur font prendre en haine ou en dégoût les réalités de la vie, attristent et empoisonnent ainsi toute leur existence.

La gymnastique et la danse activent la circulation du sang, et par suite les diverses métamorphoses organiques.

Enfin l'abondante transpiration qui en est ordinairement la suite, constitue souvent une médication des plus heureuses,

QUATRIÈME PARTIE

en rétablissant les fonctions de la peau et en déterminant, par l'exhalation cutanée, une élimination, une dérivation des plus salutaires.

Aussi la nature, qui semble nous indiquer toujours ce qui nous convient le mieux, a-t-elle donné aux jeunes personnes un vif penchant pour la danse et aux enfants un indispensable besoin de mouvement.

L'exercice est le meilleur des digestifs ; les valétudinaires ne doivent jamais perdre cela de vue ; mais il faut entendre par là un exercice modéré, une promenade à pas lents, sans secousses, qui, par la contraction des parois abdominales, imprime à l'estomac des succussions ménagées et vient en aide ainsi aux mouvements réguliers, à l'aide desquels cet organe mêle et réduit en une pulpe homogène les aliments variés qui le distendent. La gymnastique, quand elle est indiquée, doit se faire avant le repas; l'exercice modéré, au contraire, devient surtout utile après. L'immobilité prolongée, principalement après le repas du soir, compromet les digestions.

Les convalescents et les valeurs ordinaires ne sauraient trop se pénétrer de l'extrême utilité de l'exercice comme moyen de faciliter leurs digestions. La promenade à pied et au grand air, quand elle est possible, est le plus salutaire des exercices ; elle peut toutefois, lorsque les conditions de la saison ne la permettent pas, être remplacée par le billard qui, imposant au corps des attitudes très-diverses et un peu exagérées, joint au bénéfice d'une salutaire animation d'esprit, les avantages d'une gymnastique modérée.

« Ajoutons quelques mots sur les influences du déplacement; qu'elles soient d'un ordre ou moral ou physique, dit M. Fonssagrives, elles viennent ordinairement se résumer dans une exagération de l'appétit, et par suite dans une activité nouvelle imprimée à la nutrition jusque-là languissante. Changer d'air, c'est, à proprement parler, renouveler son existence ; c'est rompre la chaîne de mille assuétudes à la fois et retremper tous ses organes au contact de modificateurs animés de propriétés inusitées !

Jean-Charles Herpin

« Cette influence est tellement puissante que le changement d'air n'est pas seulement favorable quand on laisse une localité moins salubre pour une autre plus favorisée, mais que le bénéfice de ces migrations se ressent même encore quand les conditions nouvelles auxquelles on se soumet semblent à peine valoir celles que l'on fuit ! Combien de fois ne nous est-il pas arrivé de reconnaître pour les malades les avantages d'un changement de quartier ou même de chambre ! »

SECTION B. — THÉRAPEUTIQUE.

CHAPITRE PREMIER
DES EFFETS PHYSIOLOGIQUES ET THÉRAPEUTIQUES GÉNÉRAUX DE LA CURE AUX RAISINS.

Nous avons dit que l'alimentation est l'une des conditions qui modifient le plus puissamment l'état intérieur de l'organisme, puisque ce sont les aliments qui fournissent les matériaux de la nutrition, c'est à dire de la composition et de la réparation des tissus de nos organes.

Or l'un des plus précieux avantages de la médication par les raisins, c'est d'introduire dans l'économie, de faire absorber certains principes nutritifs, dans des proportions déterminées, à l'exclusion de certains autres; c'est d'activer, défavorisera un très haut degré les échanges, et les transformations des matières organiques dans l'économie.

Nous trouvons dans la composition chimique du jus de raisins une association, une combinaison heureuse de principes alimentaires, les uns azotés ou plastiques ; les autres non azotés ou aliments respiratoires, unis à des sels alcalins et à des acides végétaux. Cette composition mérite une attention particulière ; car c'est à l'ensemble- de ces divers principes que doit être attribuée l'action médicatrice des raisins.

En effet, le jus des raisins contient tout préparés, la plupart des principes essentiels, azotés, albuminoïdes et respiratoires, nécessaires à l'entretien de la vie; des sels minéraux alcalins, des phosphates, etc., qui entrent dans la composition des tissus de nos organes, des os et du sang lui-même.

C'est une sorte de lait végétal dont la composition chimique a la plus grande analogie avec celle du lait de femme, qui est l'aliment unique ou principal du jeune enfant, et qui seul est suffisant pour son entretien et son accroissement pendant les premiers temps de son existence.

Les matières albuminoïdes ou azotées contenues dans le jus des raisins sont éminemment nutritives et réparatrices ; d'un autre côté, la glucose, la cellulose, les matières hydrocarbonées qui s'y trouvent en grande abondance sont des corps adipogènes, c'est-à-dire susceptibles de se transformer en graisse et d'être assimilés dans l'acte de la digestion et de la nutrition.

Faut-il s'étonner, d'après cela, que plusieurs médecins qui ont écrit sur la cure aux raisins aient proclamé que cette médication bien dirigée donne de l'embonpoint, et détermine une augmentation très'- sensible dans le poids du corps ?

Si nous résumons ce que nous avons dit au sujet de la composition chimique et des propriétés physiologiques du jus de raisins, nous voyons que :

1° C'est un agent nutritif, un aliment de nature végétale, contenant tout à la fois des substances azotées et des substances respiratoires, et d'autres principes qui entrent dans la composition chimique du sang, du lait, etc.

2° Par les alcalis et les sels minéraux qu'il contient, tels que chlorures, sulfates, etc., il a sur l'économie une action analogue à celle de certaines eaux minérales.

3° Il exerce sur les fluides de l'économie une réaction alcaline, qui diminue la plasticité du sang et le rend plus fluide.

Jean-Charles Herpin

4° Il introduit dans l'économie une quantité notable d'eau qui est absorbée; qui passe et circule dans le sang et facilite le jeu des organes des sécrétions et des excrétions.

5° Enfin c'est un médicament tout à la foi altérant, dérivatif, béchique, adoucissant et reconstituant.

Il faut attribuer l'action médicatrice reconstituante du raisin non pas à tel ou à tel de ses principes prédominants, seul, mais bien à la réunion, à l'ensemble de tous ses éléments ; à cette juste proportion, qui forme ce goût exquis du raisin, qui plaît à tout le monde et qui rend facile et agréable un traitement méthodique, prolongé pendant plusieurs semaines, etc.

En général, les malades supportent très-bien la cure aux raisins, et même ils la font avec plaisir ; les fonctions digestives s'exécutent normalement, et ne sont point troublées, à moins que l'on ne dirige le traitement de manière à produire sur l'intestin des effets évulsifs ou purgatifs.

Souvent même il arrive que des malades, qui auparavant étaient tourmentés par une diarrhée habituelle, en sont promptement guéris par l'usage du raisin.

Pendant le traitement, la sécrétion urinaire devient beaucoup plus abondante. L'urine prend le caractère chimique, neutre ou alcalin. Nous étudierons plus loin l'influence de la médication par les raisins sur l'excrétion urinaire.

Par l'effet de la cure aux raisins, la circulation du sang est quelquefois accélérée, d'autres fois elle est ralentie. On remarque, toutefois, que le sang acquiert, en général, de la fluidité.

Enfin, et c'est un fait d'observation qu'à l'aide de la médication par les raisins, la santé générale s'améliore, l'appétit augmente et devient plus vif de jour en jour. Les fonctions de la digestion et de la nutrition s'accomplissent avec plus d'intensité et de régularité.

QUATRIÈME PARTIE

L'embonpoint même ne tarde pas à se manifester ; le malade se rétablit, se fortifie et se reconstitue sous l'influence des bonnes conditions hygiéniques auxquelles il est soumis : une alimentation salubre et appropriée, le grand air, un exercice modéré, des distractions agréables, etc.

« On a vu l'usage du raisin longtemps prolongé, amener des changements très-notables dans l'économie et favoriser la guérison de plusieurs maladies chroniques. »[1] (A. Richard.)

« J'ai pu observer sur moi-même, dit M. le docteur Carrière, quelques-unes des propriétés du raisin pendant une cure d'eaux minérales sulfureuses que je faisais à Baden, station connue située dans le voisinage de Vienne en Autriche.

« Après quelques jours d'un régime qui admettait dans l'alimentation quotidienne deux livres de raisin et plus, j'éprouvai une sorte de facilité dans les mouvements, de bien-être dans les forces, qui me rendait la fatigue moins pénible et réagissait fortement sur les facultés de mon esprit. Ce n'était pas précisément de l'excitation que je ressentais, mais un état qui aurait été cela, s'il s'était caractérisé davantage. »

CHAPITRE II
DES ANALOGIES QUE PRÉSENTE LA COMPOSITION CHIMIQUE DU JUS DE RAISINS AVEC CELLE DU LAIT, DU PETIT LAIT, DES EAUX MINÉRALES D'EMS, DU MONT-DORE, ETC.

On peut établir d'une manière générale, dit M. Fonssagrives, que le lait est un des plus usuels et des meilleurs aliments et que la nutrition y puise tous les éléments d'une réparation organique complète : des composés ternaires jouant le rôle d'aliments respiratoires (matières grasses, lactose), des substances protéiques azotées (caséine, albumine), des sels qui, indépendamment de leur utilité réparatrice, augmentent la sapidité du lait et, par suite, le

---

1 (1) A. Richard, Dictionnaire de médecine, t. XXI, p. 326.

font digérer plus aisément; enfin pour véhicule de ces matériaux divers, une quantité considérable d'eau qui les étend et qui les présente à l'absorption dans un état favorable de division. Ce qui prouve au surplus, et mieux que toute théorie physiologique, combien cet aliment est complet, c'est ce que nous observons chez l'enfant nouveau-né qui trouve dans le lait de sa nourrice les éléments de l'entretien, de l'accroissement et même de la formation de tous ses tissus, muscles, os, cartilages, matière adipeuse, cellules épidermiques, etc.

Si nous comparons la composition chimique du jus de raisins avec celle du lait, nous trouvons dans ces deux substances les mêmes principes constituants, des matières azotées, hydrocarbonées, de la glucose, des sels alcalins, etc. Toutefois la proportion des substances albuminoïdes et des substances grasses est plus considérable dans le lait de femme ou de vache que dans le jus de raisins qui est un aliment de nature essentiellement végétale.

Cependant la composition chimique du lait d'ânesse présente fort peu de différences avec celle du
jus de raisins.

Tableau comparatif
DES PRINCIPES CONSTITUANTS DU JUS DE RAISINS ET
DE CEUX DU LAIT,
DU PETIT-LAIT, DES EAUX MINÉRALES D'EMS,
DU MONT-DORE, ETC.

QUATRIÈME PARTIE

POUR 100 PARTIES	SUBSTANCES azotées ou albuminoïdes	HYDRATES de carbone (sucre, glucose, matières grasses.)	SELS minéraux (phosphates, carbonates etc., alcalins).	EAU.
Lait de femme......	3,20	7,05	1,21	89,54
— de vache.......	4,30	8,90	0,40	86,40
— de chèvre......	4,50	9,90	(Id. P)	85,60
— d'ânesse........	1,70	7,80	»	90,50
— de poule......	3,20	10,00	0,35	86,30
Petit-lait..........	1,00 ?	8,90	0,40	89,70
Eau minérale d'Ems (additionnée de sirop de gomme ou de mou de veau)..	0,5 à 1,00	10,5	0,35	88,65
Eau du Mt-Dore avec sirop.............	0,5 à 1,00	10,5	0,13	89,40
Jus de raisins filtré..	1,72	12,5 (10 à 20)	1,20 (0,75 à 1,20)	84,50 (72 à 90)

Le sucre de raisins, tout à fait analogue avec le sucre de lait, est, après celui-ci, le plus soluble de tous les corps adipogènes.

Enfin les sels contenus dans le lait sont, comme dans le jus des raisins, des sels alcalins, à base de potasse et de chaux, spécialement des phosphates et des chlorures.

La diète lactée a donc une certaine analogie avec la cure aux raisins; Sydenham la définit ainsi : « Dieta à solo lacté, sive crudo, exsulanlibus cseteris omnibus, nisi quod panis aliquid semel forte in die adjiciatur. » Ce régime exclusif est un peu trop absolu, dit M. Fonssagrives ; on peut considérer le régime lacté comme institué toutes les fois que le lait remplace non-seulement toutes les boissons du malade, mais encore constitue la plus grande partie de son alimentation habituelle.

Le régime lacté comme la cure aux raisins a pour but principal :
1° De modifier la constitution intime des fluides et des solides de l'économie, d'améliorer, de régulariser les échanges et les

transformations organiques;

2° De provoquer une diurèse ou un flux diarrhéique susceptible de produire des effets révulsifs ou dérivatifs, et d'agir ainsi sur les épanchements séreux;

3° De prévenir, comme béchique et adoucissant, certaines affections graves de l'organe pulmonaire et d'en ralentir la marche.

Lorsque l'on fait cailler le lait, celui-ci se sépare en deux parties, l'une qui est solide et contient la caséine et la graisse; l'autre est un liquide qui, bien préparé et filtré, est limpide, jaune verdâtre, d'une saveur douceâtre légèrement sucrée : il est composé de beaucoup d'eau, de traces de matière caséeuse et de beurre, de sucre de lait, d'acides acétique et lactique, de quelques lactates, de phosphates de chaux et de potasse, et de chlorure de potassium, A l'état frais, on l'administre comme adoucissant et laxatif. Le petit-lait passe facilement à la fermentation acide.

Le lait de poule, qui est une des préparations usuelles de la médecine domestique, présente aussi dans sa composition chimique la plus grande analogie avec le jus des raisins. C'est tout simplement une émulsion de jaune d'œuf dans de l'eau chaude sucrée et convenablement aromatisée. On le prépare en mêlant dans un bol, du sucre en poudre, un ou deux jaunes d'œuf, de l'eau de fleurs d'oranger, en versant sur ce mélange de l'eau bouillante qu'on laisse tomber peu à peu et en remuant. En Angleterre on se sert souvent d'une infusion de thé comme véhicule du lait de poule, on y ajoute aussi quelquefois une petite quantité de rhum ou de kirsch ; on l'emploie pour produire la diaphorèse et comme moyen abortif des rhumes au début ; et aussi pour diminuer les toux nerveuses.

Enfin le jus naturel du raisin a les plus grandes analogies dans sa composition chimique avec la mixture que l'on emploie ordinairement comme boisson béchique et adoucissante à Ems, au Mont- Dore, etc., et qui consiste tout simplement à ajouter à chaque verrée d'eau minérale quelques cuillerées de sirop de gomme, ou de mou de veau, etc.

QUATRIÈME PARTIE

Tableau comparatif

DES PRINCIPES MINÉRALISATEURS ALCALINS (SELS A BASE DE POTASSE, DE SOUDE ET DE CHAUX) CONTENUS DANS UN KILOGRAMME DE JUS DE RAISINS ET D'EAUX MINÉRALES DIVERSES.

	TOTAL des principes minéralisateurs.
	Grammes.
Jus de raisins.	1,03
Eau minérale d'Ems.	3,05
— du Mont-Dore.	1,33
— de Bourbon-Lancy.	1,75
— de Néris.	1,11
— d'Evaux.	1,30
— de Téplitz.	0,63
— de Plombières.	0,47
— de Gastein.	0,41
— d'Aix (Bouches-du-Rhône).	0,22

Les propriétés purgatives de certains raisins blancs, qui excitent d'une manière toute particulière les sécrétions intestinales, permettent d'employer, souvent avec avantage, la cure aux raisins, pour remplacer les eaux minérales purgatives, telles que celles de Sedlitz, Kissingen, Hombourg, et d'entretenir une dérivation salutaire et prolongée sur les intestins.

La médication par les raisins est essentiellement reconstituante; car le jus du raisin contient une forte proportion de principes hydrocarbonés, adipogènes, c'est-à-dire, susceptibles d'être converties en graisse.

Il n'y a donc rien qui doive paraître extraordinaire lorsque l'on voit les personnes qui font la cure aux raisins, acquérir de l'embonpoint, et augmenter sensiblement de poids.

M. le docteur Hirsch, de Bingen, a constaté, chez un grand nombre de malades, un accroissement en poids du corps, de 2, 4 et même 5 kilogrammes après un traitement par les raisins, d'une durée de quatre à six semaines.

Jean-Charles Herpin

Déjà Rhazès, médecin arabe, avait fait la même remarque; il ajoute aussi que le raisin agit quelquefois comme aphrodisiaque.

Les propriétés aromatiques, excitantes de certaines variétés de raisins, la présence du phosphate de chaux, qui est très-abondant dans les pépins, que souvent l'on écrase entre les dents, rendent très bien compte de la remarque faite par Rhazès.

« Rien n'est plus fréquent, dit M. le docteur Curchod, que de voir les malades engraisser après quelque temps de cure aux raisins; non-seulement les malades engraissent, mais ils acquièrent de l'embonpoint, ce qui comprend aussi un accroissement des chairs et qui témoigne de la bonne influence du raisin sur le canal digestif.

« Dans certaines années, c'est surtout leur action nutritive et tonique qui est en première ligne et leur action résolutive et laxative sur l'arrière-plan. »

Dans plusieurs vignobles d'Espagne, les hommes préposés à la garde des vignes, y résident continuellement
pendant plusieurs semaines, depuis le moment où le raisin commence à mûrir et n'en sortent qu'après les vendanges. Leur nourriture se compose uniquement d'un peu de pain et de raisins qu'ils cueillent à discrétion dans les vignes.

C'est un fait d'observation bien établi et bien constaté, que ces hommes, en quittant les vignobles, ont repris des forces, acquis une santé florissante, un beau teint et de l'embonpoint.

« Les petits renards, dit Lémery,[1] engraissent considérablement en automne dans les lieux où il y a des vignobles; et leur chair est dans cette saison tendre, délicate et bonne à manger. Mais on a observé que quand les vendanges sont faites et que ces petits animaux ne trouvent plus de raisin, ils deviennent maigres et leur chair perd le bon goût qu'elle avait auparavant. Il y a encore plusieurs autres animaux qui engraissent considérablement dans

---

1 Traité des aliments.

QUATRIÈME PARTIE

le temps du raisin; ce qui prouve que ce fruit nourrit beaucoup. »

L'engraissement par le raisin mûr, dit M. Carrière, est un effet qui n'est ignoré de personne sur les territoires
vignobles. Dès que commence la maturation du raisin, on voit s'abattre sur les vignes des bords de la Méditerranée, depuis les côtes d'Espagne jusqu'aux parages italiens, de nombreuses troupes d'oiseaux maigres appartenant principalement au genre Turdus.[1] Ils vivent du grain qu'ils piquent sur les grappes, et au moment des vendanges, ils fournissent au fusil du chasseur un gibier extrêmement gras. Les convalescents, les maigres reçoivent à cette époque, qui est un temps de fête dans les campagnes du Midi, ce bon conseil de tout le monde : « Allez aux vignes le matin, et mangez du raisin frais. » Les résultats de ce régime excellent sont toujours favorables. »

Les résultats d'un grand nombre d'observations directes faites sur ce sujet ont été constatés, par M, le docteur Kauffmann, à Durkheim. II résulte de mes observations, dit M. Kauffmann:

1° qu'un des malades a augmenté de 4 livres 1/2 en cinq semaines;
2° les autres personnes soumises à l'expérimentation ont augmenté en poids de 2 à 3 livres;
3° dans quelques cas, le poids du corps est resté le même ; mais jamais il n'a diminué. Voici le résumé de ces expériences qui sont fort intéressantes à plus d'un, titre :

1.—Un jeune homme, ayant voyagé depuis six mois, fait la cure aux raisins, à Durkheim, pour des congestions vers la tête.

Consommation de raisins par jour : 6 à 9 livres. Régime ; café le matin ;— à midi, soupe avec peu de viande; — le soir, soupe; — pour boisson : de l'eau pure.

Poids du corps avant la cure : 133 livres. Huit jours après : 133 livres; et après une cure de cinq semaines : 137 1/2. L'augmentation du corps a été de 4 livres 1/2.

---

1 Merles, grives.

Jean-Charles Herpin

2. Homme.—Infiltration dans le sommet du poumon gauche. Poids du corps avant la cure : 122; après cinq semaines : 125 livres; augmentation : 3 livres. Consommation de raisins par jour : 3 livres.

3. Homme.—Hémorrhoïdes et Fettpolster (tumeur graisseuse) très-développée. Poids du corps avant la cure: 157 ; trois semaines après : 159. Consommation par jour : 4 à 5 livres. Augmentation : 2 livres.

4. — Jeune homme de 26 ans. Empyème du côté gauche. Poids du corps avant la cure : 117 livres. Le poids est le même après la cure qui a duré quatre semaines.

5. Homme. — Angina pectoris.— Poids du corps avant la cure : 137 livres; quatre semaines après: 140 livres. Consommation : 3 livres par jour; augmentation : 3 livres.

6. Homme. — Infiltration tuberculeuse du sommet du poumon droit. Poids du corps avant la cure : 124 livres; après une cure de quatre semaines: 126 livres. Consommation par jour : 6 livres de raisins.

7. Homme. —Hypertrophie du foie. Il consomme 6 livres de raisins par jour. Poids du corps avant le traitement : 105 livres, et quatre semaines après même poids.

8. Homme.—Caverneau sommet du poumon droit, Poids du corps avant la cure : 117 livres ; après la cure : 118 livres. — 4 livres de raisins par jour pendant quatre semaines et demie; augmentation de poids : 1 livre.

9. Une femme.— (La mère du sujet n° 8.) Bronchite chronique.— Poids du corps : 107 livres ; après le traitement: 110 livres; augmentation : 3 livres; la consommation par jour a été de 4 livres de raisins.

10. Homme. — Catarrhe chronique de l'estomac, Poids du corps :

QUATRIÈME PARTIE

140 livres; consommation : 5 livres

de raisins par jour pendant trois semaines; après cette cure son poids était de 140 5/8.

Résumé comparatif

DE L'AUGMENTATION DE POIDS DU CORPS, D'APRÈS LES EXPÉRIENCES DE M. KAUFFMANN.

	POIDS avant la cure.	QUANTITÉ de raisin absorbé chaq. jour.	DURÉE de la cure.	POIDS après la cure.
	livres.	livres.	semaines.	livres.
1°	133	6-9	5	137 $1/2$
2°	122	3	5	125
3°	157	4-5	3	159
4°	117	»	4	117
5°	137	5	4	140
6°	124	6	4	126
7°	105	6	4	105
8°	117	4	4 $1/2$	118
9°	107	4	3	110
10°	110	5	3	140 $5/8$

Il ne faut pas croire que l'engraissement produit par la cure aux raisins se développe outre mesure. Dès que le corps est arrivé à cet état qui résulte d'une bonne assimilation, il reste stationnaire; l'équilibre se maintient nonobstant l'influence d'autres effets physiologiques qui se manifestent pendant la durée du régime ; c'est-à-dire un relâchement modéré du ventre et une augmentation relative des sécrétions. C'est précisément cette rapidité d'échanges dans les transmutations et les métamorphoses organiques qui constitue l'un des plus précieux avantages de la cure aux raisins, puisque alors le renouvellement des tissasse fait avec une grande activité.

Mais lorsque la cure est instituée de manière à produire des évacuations abondantes, l'augmentation du poids du corps et l'engraissement n'ont pas lieu à l'aide du raisin seul ; il faut alors y joindre d'autres aliments plus réparateurs et plus nourrissants.

CHAPITRE III
DES EFFETS DE LA CUBE AUX RAISINS SUR LES MALADIES DES ORGANES DIGESTIFS.

Toutes les maladies chroniques sont accompagnées d'un trouble, d'une perturbation plus ou moins marqués dans les fonctions de l'estomac et des organes digestifs.

Suivant l'opinion de plusieurs praticiens distingués, ces troubles sont la cause et non l'effet de la maladie; la première indication pour eux est de rétablir les fonctions digestives, de les ramener à leur état normal; c'est-à-dire, d'approprier l'alimentation à l'état du malade.

L'expérience de tous les jours ne nous apprendre pas que la diète, le régime, les boissons aqueuses suffisent dans un grand nombre de cas pour rétablir l'équilibre, pour ramener les organes et les fonctions à leur état normal et arrêter dès le principe le développement des maladies?

La médication par le raisin est l'une de celles qui remplissent le mieux les indications auxquelles il faut satisfaire dans un grand nombre de maladies qui ont pour siège les organes de la digestion.

La cure aux raisins excite l'appétit, stimule et régularise les fonctions de l'estomac et des intestins. Elle provoque et augmente les sécrétions biliaire, intestinale et urinaire; elle accroît l'intensité des mouvements péristaltiques.

Elle détermine, lorsqu'on la dirige dans cette intention, des évacuations alvines, révulsives, qui procurent un grand soulagement aux malades. Elle accélère le jeu des échanges et des métamorphoses organiques.

QUATRIÈME PARTIE

Enfin, elle favorise au plus haut degré la nutrition, la réparation et le renouvellement des tissus et contribue puissamment, par suite, à la reconstitution des individus, sous l'influence salutaire de bonnes conditions hygiéniques appropriées.

Pendant la cure aux raisins, l'appétit devient plus vif et meilleur ; il est notablement augmenté.

Ce fait n'a rien qui doive étonner ; car le sucre est éminemment digestif. Tout le monde sait que l'on boit de l'eau sucrée pour aider à la digestion, lorsque celle-ci se fait péniblement; d'un autre côté, le raisin seul n'est point un aliment complet, c'est-à-dire, contenant dans des proportions suffisantes toutes les substances qui sont nécessaires pour l'entretien de la vie, la réparation et le renouvellement des tissus.

L'organisme, par la voie de l'appétit, réclame donc le complément de nourriture dont il a besoin.

En associant au raisin d'autres substances alimentaires, appropriées et choisies, dans la mesure qui convient, on entretient l'appétit et l'activité des organes digestifs ; on fournit à l'économie, suivant les indications, dans les proportions et la mesure nécessaires, les matériaux réparateurs spéciaux dont elle a besoin.

Chez quelques personnes, il survient un peu de constipation pendant les premiers jours de la cure.

La constipation peut tenir au tempérament des individus ; mais aussi le plus souvent à l'espèce ou à la variété de raisins, spécialement des noirs, qui sont toniques, aromatiques et astringents, qui contiennent du fer ou du manganèse. Dans ce cas, il convient de changer l'espèce de raisins dont on fait usage, d'y substituer des raisins blancs, aqueux, peu sucrés; de les manger le matin à la rosée; enfin de prendre une Nourriture légère et adoucissante, de boire peu de vin.

Mais assez souvent, c'est le contraire qui a lieu ; le raisin détermine chez certains sujets, delà diarrhée, surtout lorsqu'on le mange avec avidité, ou en trop grande quantité, que les raisins sont acides, peu mûrs ou aqueux, ou qu'ils possèdent par eux-mêmes des qualités laxatives.

Toutefois, ces accidents n'ont pas lieu ordinairement; ou bien ils cessent naturellement après deux ou trois jours, lorsque l'on fait la cure d'une manière convenable et régulière.

« L'effet apéritif ou purgatif des raisins, dit M. le docteur Curchod, n'est point, du tout constant. Suivant les années, au lieu d'être la règle, il est tout à fait l'exception. Cela a été le cas, par exemple, en 1858 et 1859. Sur dix personnes, une tout au plus en éprouvait un effet purgatif, tandis que presque toutes les autres étaient constipées.

« Ces deux années ont produit un vin excellent; l'analyse y démontrait une forte proportion de sucre et une quantité relativement faible d'acide. »

Après l'usage, continué pendant quelque temps, des raisins, souvent dès la seconde semaine de leur emploi, l'organisme s'habitue à ce régime alimentaire particulier; tout se régularise; le raisin passe bien; la digestion se fait facilement, l'appétit se soutient; les évacuations ont lieu régulièrement deux ou trois fois par jour. Les malades reprennent insensiblement de la force, de la vigueur, et acquièrent de l'embonpoint.

Dans ce cas, les malades ont ordinairement de deux à quatre selles molles par vingt-quatre heures, mais point de diarrhée.

C'est même là l'effet principal que l'on doit chercher à obtenir, lorsqu'on a pour but principal de favoriser les transmutations organiques, de modifier la constitution, de renouveler et de refaire l'individu, Mais il ne faut pas dépasser la mesure, sans quoi le malade serait inévitablement débilité par des évacuations par trop répétées ou trop abondantes.

QUATRIÈME PARTIE

Les personnes affectées d'une constipation habituelle, éprouvent particulièrement un grand soulagement
de la cure aux raisins blancs.

Ce régime a cela de particulier, qu'il réunit les avantages, qu'il produit les bons effets de la cure par les eaux minérales, de celles par le lait et le petit-lait, et de la cure végétale aux fruits, et aux jus d'herbes.

Maladies de l'estomac. — Dyspepsie. — Nous avons dit, que le raisin pris en petite quantité à la fois et d'une manière convenable, ne tarde pas à rappeler et à faire renaître l'appétit, et à réparer certains désordres occasionnés par diverses perturbations dans les fonctions de l'estomac.

« Le raisin, dit M. Carrière, qui passe si facilement, qui a une action si particulière sur le sang et par suite sur le système nerveux, est le véritable pacificateur de ces désordres, contre lesquels échouent si souvent les agents thérapeutiques le plus en faveur.

«Aces dyspeptiques, âmes en peine envahies par une tristesse permanente, et qui ne savent comment trouver un remède à leurs maux, on peut prescrire avec assurance une cure de raisin. Fréquemment ils en reviendront guéris ; toujours ils s'en trouveront soulagés. »

« Dans la gastrorrhée par indolence de la circulation capillaire, ou suite d'amollissement des parois de l'organe, on sait que le seul traitement en usage qui est dû à M. Cruveilhier, consiste dans l'emploi du lait pour tout régime, et comme véhicule de la magnésie décarbonatée qui est donnée comme absorbant.

« Puisqu'on administre le lait avec succès dans ces graves états pathologiques, pourquoi, par la même raison et avec plus de raison peut-être, n'emploierait- on pas le raisin dans les mêmes circonstances? Les auteurs qui ont écrit sur la cure» aux raisins, la recommandent dans les cas de ce genre, comme si l'expérience les avait largement confirmés dans cette opinion.»

Jean-Charles Herpin

« Dans l'hématémèse ou (exhalation du sang sans lésion appréciable des tissus de l'estomac) le traitement par le raisin peut rendre de grands services; après une violence extérieure qui aura froissé brutalement les parois de l'organe, il peut lui redonner rapidement les bonnes conditions d'autrefois. S'il s'agit d'un état chimique du sang, on sait que le raisin exerce une influence sur lui ; s'il faut en faire remonter la cause à une plénitude de vaisseaux entretenue par faiblesse musculaire, un bain de cette liqueur organique, répété plusieurs fois par jour, doit donner d'excellents résultats sans parler des effets généraux qu'ils amènent

« Dans les cas d'hémorragie par ulcération, le raisin est impuissant sans doute, mais il peut calmer les souffrances. » (M. Carrière.)

Enfin le raisin est aussi un excellent médicament dans les convalescences gastriques.

Maladies du foie. — Lorsque ces maladies ne sont pas très-graves, qu'elles ne présentent pas les caractères inflammatoires de l'acuité proprement dite, ou qu'il y a seulement une inflammation sub-aiguë, un peu de douleur, une hypertrophie légère de l'organe, quoique avec coloration jaune de la face, digestions pénibles, humeur hypochondriaque, etc., la cure aux raisins est parfaitement indiquée et peut produire les meilleurs résultats.

« Sous l'influence de ce moyen, dit M. Curchod, un engorgement du foie disparut entièrement et avec lui tous les symptômes dépendant de cet état pathologique.

Desbois de Rochefort[1] s'exprime ainsi : « Le raisin est, d'après l'expérience de beaucoup de praticiens et la mienne propre, le meilleur fondant de la bile. Il est très-bon dans les engorgements des viscères abdominaux, les jaunisses très-rebelles, la fièvre quarte avec engorgements du bas-ventre, surtout dans la maladie noire, l'hypochondrie et les maladies cutanées, car c'est un excellent dépuratif; mais il ne faut pas le donnera légère dose, il faut en faire son unique nourriture, en manger 10, 12, 15 livres

---

1 Matière médicale, t. II.

par jour. » Desbois rapporte l'observation d'un homme qui avait depuis longtemps une affection hypochondriaque avec fièvre intermittente et engorgement de tous les viscères du bas-ventre, et dont le teint d'un jaune noir était horrible. On lui conseilla l'usage du raisin, et il fut complètement guéri, aux environs de Versailles, par l'usage du raisin dont il consommait jusqu'à 10 kilogrammes par jour. »

Dans l'ictère ou là jaunisse, lorsqu'elle est le résultat d'une circulation imparfaite du sang dans le foie, comme cela arrive souvent chez les femmes enceintes, et dans les autres cas où la cause de la maladie demande un traitement dérivatif sur les intestins, ou diurétique, on obtient les meilleurs effets de la médication par les raisins.

« La jaunisse proprement dite est du ressort de ce traitement, qui rétablit l'ordre dans les selles, régularise et facilite les digestions et dépouille finalement l'enveloppe cutanée de la coloration pathologique qui la couvrait. » (M. Carrière.)

La nature, le degré, la durée des affections décidera si la cure aux raisins doit être employée seule ou si elle doit être précédée d'un traitement préparatoire par les eaux minérales, etc.

« Les coliques biliaires dont la cause immédiate tient à un obstacle matériel, mais qui se rattachent primitivement à une altération chimique de la bile, trouvent encore un bon moyen de traitement dans la même cure.» (M. Carrière.)

Calculs hépatiques. - Joachim rapporte l'observation suivante faite par le docteur Loechner de Durkheim.

« Un fonctionnaire public, âgé de 60 ans, grand, maigre, d'un tempérament bilieux, souffrait depuis longtemps de douleurs très-vives dans la région du foie et du bas-ventre ; il fut envoyé à Durkheim, par le professeur Schœnlein, pour y faire une cure aux raisins.

Jean-Charles Herpin

Le malade avait déjà fait usage, sans succès, des eaux de Carlsbad, Kissingen, Marienbad, etc., il avait éprouvé à plusieurs reprises des fièvres intermittentes, des hépatites, la jaunisse ; il était devenu hypocondriaque. Ce malade se soumit exactement au régime qui lui fut prescrit. Il mangeait chaque jour 2 à 3 kilogrammes 1/2 de raisins, et faisait beaucoup d'exercice.

Le malade ressentit bientôt de très-bons effets de ce régime, et quoiqu'il mangeât une quantité assez notable de raisins, il n'en éprouvait pas moins un vif appétit pour d'autres aliments; ses forces, qui avaient considérablement diminué, revinrent peu à peu et le malade put faire de longues promenades; son caractère et son humeur s'améliorèrent notablement; mais c'est surtout une sensation particulière de chaud et de froid, qui semblait lui traverser le dos, qui devint de plus en plus rare.

Les selles étaient au nombre de trois ou quatre par jour; l'urine était abondante, épaisse et chargée de mucosités.

Le malade continua la cure aux raisins pendant six semaines, après quoi il s'en retourna chez lui, passablement bien rétabli, et emportant une bonne provision de raisins ; mais peu de temps après son retour, il fut repris par sa maladie habituelle : crampes dans le dos, vomissements, fièvre, jaunisse, et enfin il rendit avec les matières, un calcul de la grosseur d'une balle de fusil. A partir de cette époque, il ne ressentit plus de douleur dans le dos, ni aucun des autres symptômes qu'il avait éprouvés précédemment; et sa santé fut rétablie. »

Maladies de la rate.— La cure aux raisins a produit souvent d'heureux effets, et même la guérison complète dans plusieurs cas d'engorgements ou d'hypertrophies chroniques de la rate, suites de fièvres intermittentes. Mais il va sans dire que si, outre une augmentation considérable du volume de l'organe, il y a une altération profonde dans sa nature ; ramollissement ou induration prononcés, il faudra recourir d'abord à un traitement énergique approprié; ce n'est qu'après cela que les eaux minérales et la cure aux raisins pourront devenir un complément utile, pour achever et consolider la guérison.

Diarrhée. — Au nombre des maladies des organes digestifs sur lesquelles la cure aux raisins a une influence des plus marquées et des plus heureuses il faut placer la diarrhée, « même la diarrhée la plus grave, dit M. le docteur Carrière, celle qui sévit sous la forme épidémique et qui peut entraîner la mort. »

« Cette vertu capitale du raisin se manifeste de la manière la plus caractéristique, sur la diarrhée ou les flux diarrhéiques, dans l'état aigu comme dans l'état chronique, dans les conditions où il y a gravité comme dans celles où il n'y a aucun danger à craindre. »

« Les raisins très-mûrs, suivant M. le docteur Curchod, agissent comme toniques astringents et peuvent produire d'heureux résultats dans certaines diarrhées chroniques.

« Une dame anglaise qui, à la suite du choléra, était affectée depuis plusieurs mois d'une diarrhée chronique, après une cure à Ems, vint à Vevey en 1857. Elle fit là une cure de raisins à la suite de laquelle la diarrhée disparut complètement. »

« J'ai observé aussi quelques cas de guérison de diarrhée chez des Anglais, qui avaient séjourné aux Indes. » (M. Curchod).

Faut-il attribuer l'action bien constatée du raisin contre les diarrhées chroniques et incoercibles aux propriétés toniques astringentes du raisin, au fer, au manganèse, aux acides, au tannin qu'il renferme, ou à une action perturbatrice, sui generis, analogue à celle que produisent le sulfate de soude et les purgatifs salins que l'on emploie avec succès dans les mêmes circonstances? Cela est encore à étudier. Mais le fait de l'utilité du raisin contre la diarrhée n'en est pas moins certain et appuyé sur de nombreuses 'expériences.

« La cure aux raisins, dit M. Carrière, serait très favorable à ces diarrhées chroniques qui survivent à des affections intestinales et que renouvelle le moindre, écart de régime; elle le serait surtout à ces diarrhées de tempérament, si nous pouvons nous exprimer ainsi, qui se perpétuent par défaut d'action ou à la suite d'un état névralgique du tube intestinal. »

Suivant Pringle, médecin anglais, « d'autres fruits peuvent produire des résultats analogues à ceux que produit le raisin; mais dans les diarrhées d'automne, dans celles même qui sévissent dans les camps sous la forme épidémique, aucun fruit ne vaut celui de la vigne. »

La diarrhée, dit Tissot, décimait un régiment suisse, en garnison dans une ville du midi de la France ; on fit dresser un campement dans une vigne en pleine fructification, et les soldats bien portants ou malades ne s'y nourrirent que de raisins. Dès ce moment, non-seulement la mortalité cessa, mais on n'eut plus de nouveaux cas à constater.

Les eaux chlorurées sodiques (Kessingin, Hombourg, Soden, etc.) sont quelquefois tolérées assez difficilement; elles déterminent dès les premiers verres des flux diarrhéiques, qui s'arrêtent, il est vrai, spontanément quelquefois, malgré la continuation du traitement, mais qui résistent fréquemment aussi aux moyens employés; et même, lorsque le flux est abondant et accompagné de douleur, on est obligé de suspendre le traitement.

Le raisin dans ces circonstances rend de grands services; il produit même ce qu'on n'a pu obtenir par une diète sévère ou par les moyens appropriés. Le docteur Hubert[1] rapporte qu'une diarrhée incoercible survenue à la suite d'un traitement par les eaux minérales de Kissingen, céda complètement sous l'influence du régime au raisin.

Si, cependant, pendant la durée de la cure aux raisins, il survenait une diarrhée trop abondante et continue, on devra diminuer la quantité de raisins ; on donnera la préférence aux variétés de couleur noire, d'une saveur un peu acerbe, astringente ou aromatique. On prescrira une alimentation substantielle, tonique,

---

1 Monographie sur les cures au raisin, à Neustadt, dans le Hartz,

QUATRIÈME PARTIE

et particulièrement le vin de Bordeaux, et si cela ne réussit pas on devra suspendre la cure aux raisins pendant quelques jours.

Dyssenterie. — La dyssenterie est aussi l'une des affections intestinales contre laquelle on a fait usage du raisin avec succès.

Pringle rapporte qu'en 1743 une épidémie de dyssentrie qui régnait dans un régiment de l'armée anglaise, cessa tout à fait lorsque les soldats purent manger du raisin en abondance.

« La dyssenterie détruisait un régiment suisse qui tenait garnison dans les provinces méridionales de France; les capitaines achetèrent la récolte de plusieurs arpents de vignes ; l'on y portait les soldats malades et l'on cueillait du raisin pour ceux qui ne pouvaient pas être portés ; les hommes sains ne mangeaient rien autre chose ; il n'en mourut plus un seul, et il n'y en eut plus d'attaqués.[1] (Tissot.)

P. Frank[2] a obtenu aussi de l'emploi du raisin, les meilleurs effets dans la dyssenterie bilieuse. Zimmermann cite deux observations de dyssenterie dans lesquelles l'usage des raisins amena la guérison.

En voici une :
Le docteur Koeller, médecin dans le district de Thurgau, homme habile, bon observateur, eut non seulement occasion d'essayer les fruits et les raisins dans notre dyssenterie ; il en obtint même les plus grands avantages. Il en fit le premier essai sur un enfant d'un an et demi, qui avait depuis huit jours la dyssenterie la plus cruelle. Il ne voulait prendre aucun médicament, malgré les ruses dont on usait pour le tromper : les convulsions l'avaient pris plusieurs fois, et il paraissait près de sa fin. Les parents priaient le docteur d'essayer tout pour sauver leur enfant. Il conseilla les raisins. La crainte de voir périr l'enfant, l'emporta sur le malheureux préjugé. L'enfant mangea le soir deux grappes de raisin et dormit toute la nuit. On lui en 'redonna le lendemain et pendant huit jours tant

---

[1] Avis au peuple sur la santé, t. II, p. 12.
[2] Praxeos medicoe universoe Proecepta. Editio secunda. Lipsiae, 1821-1843.

Jean-Charles Herpin

qu'il en voulut et il guérit complètement.[1]

Constipation habituelle. — Il est nécessaire que le traitement de cette maladie soit en rapport avec la cause qui la détermine; cela est souvent assez difficile. Une des causes les plus ordinaires est l'insuffisance de la sécrétion intestinale ; le malade est échauffé, comme on dit habituellement. Dans ce cas, on peut espérer de bons résultats de la cure aux raisins qui augmente la sécrétion intestinale et agit insensiblement et sans secousse comme un laxatif doux et bienfaisant.

La constipation habituelle est un état pathologique auquel on ne fait pas, en général, assez attention en France. A notre avis, la constipation est, plus qu'on ne le croit la cause d'un grand nombre d'altérations graves, de maladies générales difficiles à guérir.

Par leur contact avec la muqueuse et les vaisseaux absorbants du gros intestin, les matières de la défécation, qui, par le fait même de leur nature hétérogène et de leur composition chimique, doivent être éliminées et rejetées au dehors une ou deux fois par jour, ces matières, par suite de leur séjour prolongé dans l'intestin, sont de nouveau soumises à l'action des vaisseaux absorbants; elles subissent alors une sorte de macération, de trituration et d'absorption qui leur enlève encore une partie des substances solubles, inhabiles à servir pour l'entretien de la vie ; ces fèces contenant des urates, des phosphates calcaires, magnésiens, ammoniacaux, au lieu d'être rejetées, sont donc en partie réintroduites dans la circulation; elles se répandent dans l'économie, altèrent et modifient la composition du sang, de tous les fluides et même des solides, forment ensuite certains dépôts ou concrétions de matières inorganiques, crétacées, phosphatées, et donnent lieu à divers accidents graves, des fissures à l'anus, etc.

Les goutteux, les rhumatisants sont ordinairement sujets à une constipation opiniâtre. Le colchique, les pilules de Lartigue, et d'autres médicaments qui ont été préconisés et employés avec succès contre ces maladies, ne sont que des purgatifs plus ou moins

---

[1] Zimmermann, Traité de la dyssenterie, traduit de l'allemand. Paris, 1787.

QUATRIÈME PARTIE

énergiques. La cure aux raisins serait aussi un excellent moyen de prévenir ces maladies, en entretenant la liberté du ventre, comme on le fait d'ailleurs au moyen des eaux minérales laxatives et alcalines de Carlsbad, Téplitz, Wiesbaden, Marienbad, bues tous les jours en petite quantité.

Une dérivation modérée sur l'intestin, opérée avec les précautions convenables de manière à tenir le ventre libre, à produire seulement une ou deux selles par jour, sans déterminer la diarrhée; une telle dérivation douce et continuée pendant deux ou trois semaines, comme on le pratique à Carlsbad, à Marienbad, non-seulement n'a pas d'inconvénients lorsqu'elle est indiquée, mais encore elle a pour effet principal de favoriser à un haut degré le jeu des transformation organiques, d'accélérer le renouvellement des matériaux qui composent les tissus de nos organes et de déterminer l'élimination au dehors de l'économie des matériaux inutiles ou viciés ; en un mot d'aider à la reconstitution de l'individu.

Il y a quelques années, dit le docteur Joachim, on me fit appeler auprès d'un enfant malade âgé de cinq jours, qui offrait tous les signes d'un ramollissement de l'estomac. La mère me dit avoir déjà perdu cinq enfants qui avaient présenté les mêmes symptômes. Elle avait une très-bonne santé et ne pouvait indiquer aucune autre cause qu'une constipation opiniâtre qui durait de cinq à huit jours, pendant sa grossesse.

Malgré tous les remèdes indiqués contre la gastromalacie, l'enfant mourut au bout de la troisième semaine. Les autres n'avaient guère vécu que quinze jours. L'autopsie confirma mon diagnostic. Je recommandai à la mère de m'informer dès qu'elle se trouverait dans l'état de grossesse, ce qu'elle fit plus tard.

Dans cette position, elle éprouvait, comme dans ses grossesses antérieures, une constipation opiniâtre qui durait de cinq à huit jours.

A l'aide d'une diète sévère et de remèdes évacuants de l'intestin que j'employai de temps en temps pendant plusieurs mois, j'arrivai à rendre les selles régulières, non-seulement pendant qu'elle faisait usage des médicaments mais encore après; Elle mit au monde un enfant bien portant qui resta en bonne santé; c'est aujourd'hui une belle jeune fille.

« Une autre femme qui avait également perdu plusieurs enfants de la même maladie, ayant appris la guérison précédente, vint me trouver dans le premier temps de sa grossesse; c'était justement à l'époque où les raisins étaient mûrs et abondants, Interrogée sur ce qu'elle éprouvait, elle me dit qu'elle n'avait qu'une selle tous les quatre à six jours et encore très-péniblement, un mauvais appétit, des rapports acides et qu'elle souffrait surtout de flatuosités. Je ne prescrivis aucun médicament, mais seulement la cure aux raisins dont elle a fait usage régulièrement pendant plusieurs semaines. Après quelques jours, l'usage du raisin avait déjà fait disparaître les symptômes qui la tourmentaient. Les selles devinrent régulières pendant la cure et se continuèrent ainsi jusqu'à la naissance d'un enfant bien constitué. Il faut remarquer que, hors l'état de grossesse, les selles étaient habituellement régulières chez cette femme.

« Dans ces deux cas tout à fait analogues entre eux, dit le docteur Joachim, nous avons obtenu les mêmes résultats par deux moyens différents, mais il est bien certain que le dernier traitement est plus agréable et moins dispendieux; il a, en outre, l'avantage d'être plus salutaire et de moins fatiguer. »

Hémorrhoïdes.—Le raisin ne peut pas assurément guérir les hémorrhoïdes sous toutes les formes et à tous les degrés que présente cette affection.

Mais la médication par les raisins apporte un grand soulagement aux personnes pléthoriques chez lesquelles le système vasculaire est prédominant, qui éprouvent une constipation habituelle et opiniâtre, des congestions douloureuses vers les vaisseaux hémorrhoïdaux. C'est aussi l'un des meilleurs moyens prophylactiques dont on puisse faire usage pour prévenir cette maladie.

QUATRIÈME PARTIE

En effet, le raisin agit comme boisson délayante, comme aliment de nature végétale peu azoté, comme adoucissant, et enfin comme un laxatif doux, très propre à combattre la constipation opiniâtre qui précède ou, accompagne les affections hémorrhoïdales, et devient souvent l'une des principales causes de la gravité de la maladie.

« La cure par le raisin, dit M. Carrière, correspond à tous les effets que l'on doit se proposer de produire, pour modifier l'écoulement hémorrhoïdaire ou pour le guérir. Le raisin porte une influence régénérante sur l'état du sang, il. dissout les pléthores en activant les humeurs, il facilite le retour de la contractilité des tissus. Une cure largement faite avec le raisin, doit inévitablement amener une amélioration notable, et peut-être, mettre un terme à la maladie.

« L'amélioration est certaine ; car avec la disparition ou la diminution de la pléthore, il doit s'en suivre un changement plus ou moins favorable dans le flux plus ou moins abondant qui se produit. Aussi les monographies recommandent-elles, avec raison, ce mode de traitement, en promettant de bons résultats comme conséquence.

« On la recommande surtout dans la disposition aux hémorrhoïdes: dans cet état pénible qui n'est encore que le premier degré de l'affection hémorrhoïdale, accompagné par des troubles de la digestion:

« Défaut d'appétit alternant avec une grande envie de manger, constipation durant plusieurs jours, et suivie d'évacuations liquides ; avec une surabondance de gaz et d'acidités dans l'estomac; de là résultent des rapports et de la chaleur dans cet organe. Le visage est jaunâtre, terreux, les pieds sont froids, les mains chaudes, il y a congestion vers la tête et la poitrine ; des vertiges, hypochondrie, coliques hémorrhoïdales, etc. La cure aux raisins, dit le docteur Schweich, est une véritable panacée contre cet état qui a résisté jusqu'ici aux autres médications et aux eaux minérales. »

MALADIES DES ORGANES GÉNITO-URINAIRES

Pendant la cure aux raisins, la sécrétion urinaire est ordinairement augmentée d'une manière notable ; l'urine est pâle ; son poids spécifique est diminué. Il arrive cependant quelquefois, que la sécrétion urinaire n'éprouve aucun changement, et alors c'est la transpiration ou l'excrétion par la peau qui devient plus abondante, surtout lorsque la saison est chaude.

L'urine, comme on le sait, provient d'une analyse spéciale que le sang artériel éprouve dans la grande circulation en passant par les reins. Cette analyse en sépare un liquide chargé de sels minéraux et de substances organiques très-oxygénées (urée, acide urique), ces substances n'étant que les résidus des réactions chimiques subies par les matières alimentaires, doivent être expulsées au dehors.

L'urée est l'élément principal azoté de l'urine ; elle forme environ les 0,80 de la partie solide de l'urine humaine impropres à la vie et des débris azotés d'organes. (Lehmann.)

Par suite d'une alimentation végétale et peu riche en azote, telle que le jus des raisins, la proportion d'urée, que contient l'urine, diminue considérablement; et dans les maladies dont le traitement réclame une diète sévère, la sécrétion totale de l'urée décroît aussi beaucoup.

La quantité d'urée expulsée en un jour augmente avec la quantité d'eau ingérée en boisson.

La quantité d'urée contenue dans l'urine est sujette à des variations très-considérables. La proportion d'eau évacuée a la plus grande influence sur la quantité d'urée qui est sécrétée. Quant à celte dernière circonstance, des expériences faites sur des hommes et sur des animaux ont appris que lorsque l'évacuation de l'eau devient plus abondante, celle de l'urée augmente également. Par exemple, pour une évacuation de 1,000 grammes d'urine dans les vingt-quatre heures, on observe en moyenne 32 grammes d'urée; pour 2,000 grammes d'urine, environ 42 grammes d'urée; pour

3,000 grammes d'urine, environ 50 grammes d'urée. (Lehmann.)

Enfin, il paraît résulter de la plupart des observations, ajoute Lehmann, qu'après une abondante ingestion d'eau, on rend aussi une plus grande quantité de matières solides par les urines. Après six heures environ, l'excès d'eau introduit dans l'économie se trouve évacué.

Il est aussi à remarquer qu'un, exercice corporel considérable détermine un accroissement dans la sécrétion de l'urée.

La nature de l'alimentation, qui fait varier la quantité de l'urée rendue par les urines, agit aussi sur celle de l'acide urique. C'est ainsi que le régime animal, longtemps continué, l'augmente, tandis que le régime végétal la diminue.

Par un régime exclusivement animal, la proportion d'urée est augmentée de près de moitié.

La quantité d'urée augmente rapidement après l'ingestion de matières gélatineuses, aussi bien qu'après celle de composés albuminoïdes; l'augmentation est directement proportionnelle à la quantité de gélatine ingérée, c'est-à-dire qu'aucune portion de celle-ci n'est retenue dans le corps, la gélatine ne sert point au renouvellement des organes, elle est intégralement décomposée dans le sang, et l'urée qui passe dans l'urine est un des produits de son dédoublement.

Plusieurs raisons portent à croire que l'urée se forme de préférence dans le sang, aux dépens d'autres matières azotées, constituant des débris d'organes ou des produits de la transformation des tissus. Sous l'influence de la nature de l'alimentation, l'urine peut être tantôt acide et tantôt alcaline. L'homme qui ne se nourrit que de matières animales émet toujours de l'urine acide; mais si son régime est exclusivement composé de substances végétales, son urine est alcaline; cette alcalinité est due à la présence des carbonates alcalins. L'urine des herbivores est généralement alcaline. Dans l'état normal, l'urine de l'homme et des mammifères à jeun est toujours acide.

Chez les animaux à jeun, herbivores ou carnivores, les urines sont excessivement acides et contiennent énormément d'urée. Lehmann a fait sur lui-même un grand nombre d'expériences dans le but d'apprécier l'influence de la nature de l'alimentation sur la composition de l'urine. Nous allons reproduire ici le tableau dans lequel sont exposés les résultats moyens auxquels cet habile physiologiste est arrivé :

URINE RENDUE EN VINGT-QUATRE HEURES	NOURRITURE mixte.	ŒUFS.	NOURRITURE végétale.	NOURRITURE non azotée.
	gr.	gr.	gr.	gr.
Quantité............	989,95	1202,5	990,0	997,1113
Pesanteur spécifique.	1,0220	1,0270	1,0275	»
Parties solides.......	67,82	87,44	59,24	41,68
Urée..........	32,198	53,198	22,481	15,408
Acide urique........	1,183	1,478		
Acide lactique et lactates.............	2,725	2,167	1,021 2,669	0,735 5,276
Matière extractive...	10,489	5,196	16,499	11,854
Phosphates terreux..	1,130	3,562		

L'usage du raisin a donc pour résultat de diminuer la quantité de l'urée, ou produit azoté de l'urine, et de favoriser en même temps, par l'eau et les alcalis qu'il contient, l'excrétion de ce composé qui existe toujours en surabondance dans la gravelle, la goutte, le rhumatisme, etc.

M. le docteur Kauffmann, de Durkheim, a étudié d'une manière toute spéciale les modifications qu'éprouve la composition chimique de l'urine par l'effet de la cure aux raisins.

Voici les résultats des expériences et des observations faites par cet habile praticien :

QUATRIÈME PARTIE

I. — B..., âgé de 24 ans, très-bien portant, mange le matin du café et du pain; à midi, de la soupe, des légumes et delà viande; le soir, de la viande; il ne boit ni vin ni bière.

L'examen des urines avant la cure aux raisins a donné les résultats suivants :
Poids spécifique, 1,018 grammes. Réaction acide.
Quantité d'urine rendue en 24 heures, 1,620 grammes, ainsi composée :

	gr.
Urée	36,0
Acide urique	1,0
Phosphates	1,02
Acide phosphorique	3,1
Acide sulfurique	1,9
Chlorure de sodium	14,5

Après l'usage, pendant plusieurs jours, de 1,530 grammes de jus de raisins, l'analyse a donné les résultats suivants :

Poids spécifique, 1,019 grammes. Réaction acide. Quantité d'urine en 24 heures, 1,640 grammes, contenant :

	gr.
Urée	36,0
Acide urique	0,95
Phosphates	0,95
Acide phosphorique	3,25
Acide sulfurique	1,95
Chlorure de sodium	15,15

Le poids du corps n'a pas changé. Les évacuations augmentent. Il y a par jour deux ou trois selles molles.

Jean-Charles Herpin

II. — M. J..., âgé de 23 ans, fait usage de la cure aux raisins contre un empyème du côté gauche; il suit un régime très-exact : le matin il mange du chocolat, à midi de la soupe et de la viande.

La quantité d'urine rendue en 24 heures était, avant la cure, de 1,650 grammes.

Poids spécifique, 1,017 grammes. Réaction acide.

	gr.
Urée	38,0
Acide urique	0,95
Chlorure de sodium	15,0
Phosphates	1,085
Acide phosphorique	3,59
Acide sulfurique	2,0

Poids du corps, 117 livres. Quantité de raisin ingérée chaque jour, 1,135 grammes. Quantité d'urine en 24 heures, 1,653 grammes. Poids spécifique, 1,018 grammes. Réaction acide.

Elle contient :

	gr.
Urée	38,0
Acide urique	0,95
Chlorure de sodium	15,5
Phosphates	1,086
Acide phosphorique	3,61
Acide sulfurique	2,0

La sécrétion intestinale est augmentée il y a chaque jour trois ou quatre évacuations molles. Le poids du corps, au bout de quatre semaines, est resté le même.

III. — Gr..., de Brème, âgé de 26 ans, fait usage de la cure contre des congestions cérébrales. L'urine, avant l'usage du raisin, présente les caractères suivants :

Poids spécifique= 1,017. Réaction acide. Quantité d'urine en 24 heures = 3,060 grammes.

Dans 1,000 parties de cette urine on trouve :

	gr.
Urée	26,14
Acide urique	0,6
Chlorure de sodium	10,4
Acide sulfurique	1,63
Acide phosphorique	2,65
Phosphates	0,85

Le malade prend par jour, 3,060 grammes de de raisin; il suit un régime sévère : le matin du café, à midi soupe et viande, le soir de la soupe.

Après huit jours de traitement, la quantité d'urine, en 24 heures, s'élève à 4,080 grammes.

Poids spécifique= 1,016. Réaction acide.

Elle est composée de :

	gr.
Urée	25,95
Acide urique	0,5
Chlorure de sodium	10,5
Acide sulfurique	1,65
Acide phosphorique	2,65
Phosphates	0,86

Le poids du corps, au bout de cinq semaines, s'est accru de 4 livres

½. Il y a eu une seule évacuation dans les premiers huit jours, et plus tard deux ou trois,

La température du corps prise dans le creux de l'aisselle, une heure avant la sortie de la maison, est de 37°,5, et, une heure après l'ingestion du raisin, de 38°,7.

Le pouls a 80 pulsations; une heure après avoir mangé le raisin, il y a 88 pulsations par minute.

Les faits qui précèdent établissent que :

1° Les évacuations intestinales n'éprouvent aucun changement dans les-premiers jours de la cure[1]; mais elles augmentent dans la seconde semaine, et il y a alors deux à trois selles molles par jour.

2° La quantité d'urine augmente par l'usage du raisin. Quand on ne consomme que 1,530 grammes de raisins par jour, elle n'augmente que de 20 grammes ; tandis que 3,060 grammes de jus élèvent la quantité d'urine de 1,020 grammes par jour. Généralement l'usage du raisin introduit dans l'urine une plus grande quantité de matériaux plus denses.

3° La réaction de l'urine a toujours été acide.

4° La cure aux raisins n'a exercé aucune influence sur la quantité d'urée; car dans trois cas elle est restée la même, et dans un seul elle a diminué de 0g,19, et d'ailleurs, dans celte circonstance, les évacuations intestinales ont été abondantes.

5° La quantité d'acide urique qui, dans deux cas, est tombée de 1 gramme à 0gr,95, reste la même dans trois autres.

6° La proportion d'acide phosphorique, qui est restée la même dans un cas, a augmenté dans trois autres. Elle s'est élevée même une fois de 2gr,83 à 3gr,12, tandis que d'autres fois cette augmentation est insignifiante. Les phosphates restent en même quantité.

---

1 A Duikheim,— car il pourrait en être autrement ailleurs

QUATRIÈME PARTIE

7° Le chlorure de sodium est toujours augmenté ; dans un cas, de 12 grammes à 14, dans un autre de 14gr,5 à 15gr,5.

8° Le poids du corps a augmenté dans la plupart des observations; il a augmenté dans un cas de 4 livres 1/2 en cinq semaines, dans les autres de 2 à 3 livres ; dans quelques circonstances il reste le même; mais il n'a jamais diminué.

Quelques auteurs ont prétendu qu'en prenant une nourriture exclusivement sucrée, on retrouve du sucre dans l'urine; mais dans les nombreuses analyses que nous avons faites de l'urine provenant de sujets qui consommaient une quantité considérable de raisins par jour, nous n'avons pas trouvé de sucre dans l'urine.

Les catarrhes chroniques de la vessie, sans douleurs, l'hématurie, les blennorrhées ou écoulements muqueux de l'utérus, la chlorose, ont éprouvé un soulagement remarquable, et, plusieurs fois, la guérison par la cure aux raisins à Méran. (M. Pircher.)

Pour cette dernière affection, c'est à l'amélioration de l'état des fonctions digestives, à la nutrition plus parfaite, et aussi à l'exercice et aux bonnes conditions hygiéniques, que doivent être attribués, en grande partie du moins, les bons effets que l'on obtient de la cure aux raisins dans cette maladie.

Calculs urinaires. — Gravelle. — On a reconnu, en Allemagne, que la cure aux raisins agit favorablement contre les affections calculeuses de la vessie et la gravelle, et surtout contre la disposition à ces maladies, particulièrement lorsque le phosphate de chaux en est l'élément constituant principal. Car le phosphate de chaux basique ne se forme pas dans l'urine ou dans la vessie, mais il préexiste dans le sang, que le jus du raisin modifie très-heureusement.

Le docteur Schweich a obtenu d'excellents effets, dans ces cas, de la cure aux raisins succédant à une cure d'eaux minérales. Comme on peut prolonger pendant longtemps la cure aux raisins sans inconvénients pour la santé, l'emploi de cette médication produit à la longue, et insensiblement, les meilleurs effets contre la gravelle phosphatique.

L'alcali du raisin se combine avec les acides de l'urine et forme des sels solubles qui sont facilement éliminés avec les urines.

M. le docteur Chelius, de Heidelberg, a obtenu à cet égard des résultats surprenants, non-seulement avec le raisin, mais encore avec les fraises, les pommes, etc.

CHAPITRE IV
MALADIES DES ORGANES DE LA RESPIRATION ET DE LA CIRCULATION.

Le jus du raisin, avons-nous dit en commençant, est une boisson adoucissante, un sirop pectoral, une tisane sucrée, préparée par les mains de la nature.

Le jus des raisins, qui est en grande partie composé de substances mucoso-sucrées, exerce une influence heureuse sur les membranes muqueuses et spécialement sur celles des organes respiratoires.

Il calme l'irritation de l'arrière-gorge ou pharynx; apaise la toux et détermine, soit par l'augmentation de la transpiration soit par la sécrétion intestinale, une dérivation utile et salutaire; il provoque doucement les sécrétions des membranes muqueuses; il contribue à faire disparaître les tuméfactions ou gonflements de ces parties, et il rend plus fluides les produits de leurs sécrétions. Le traitement parla raisin, surtout lorsqu'il est continué pendant quatre à six semaines, a particulièrement une action très favorable contre les affections chroniques des membranes muqueuses des organes de la respiration.

En général, la toux, l'enrouement, les catarrhes chroniques, surtout lorsqu'ils sont la suite d'une affection simple des voies aériennes, éprouvent d'excellents effets de la médication par le raisin, parce qu'elle est tout à la fois adoucissante, légèrement acidulée ou astringente, et dérivative.

QUATRIÈME PARTIE

La toux, par elle-même, n'est pas une maladie; c'est un symptôme qui accompagne les diverses maladies de poitrine, le catarrhe, la phthisie, l'hydrothorax. La toux ne peut donc disparaître que par la guérison de ces maladies. Quand la toux est la suite d'affections incurables, évidemment on ne doit rien espérer de la cure aux raisins.

« La toux, dit M. le docteur Curchod, est singulièrement calmée; l'expectoration favorisée et définitivement diminuée; l'enrouement, l'aphonie même (en réservant toutefois qu'ils ne dépendent pas d'une affection tuberculeuse ou syphilitique) heureusement modifiés ou tout à fait guéris. J'ai à cet égard plusieurs observations avec des résultats très-remarquables portant sur des ecclésiastiques, sur des personnes qui sont exposées à abuser de leur voix.

« A la fin des vendanges et sous l'influence combinée du repos et du régime aux raisins, ils repartaient chaque fois avec un timbre de voix parfaitement sonore. »

Le catarrhe des voies aériennes (du nez, du larynx, des bronches et des poumons), est le plus souvent une affection de courte durée, produite par un changement de température. Mais il n'est pas rare de rencontrer des catarrhes très-persistants qui ont pour symptômes une toux fréquente et des crachats muqueux; catarrhes qui, lorsqu'ils n'ont pas pour cause une influence climatérique, peuvent être entretenus par un mauvais état des fonctions de la peau.

Dans ces cas mêmes, la cure aux raisins est encore utile.

Mais cette médication convient plus particulièrement dans les états que l'on désigne sous le nom d'irritation de poitrine, dans les maux de gorge plus ou moins anciens, dans les catarrhes chroniques, suites d'inflammations anciennes de la muqueuse, ou d'affections des organes abdominaux.

« La coqueluche, suivant M. Curchod, est la maladie des enfants, dans laquelle la cure des raisins est le plus applicable et qui rend les services les plus signalés. On doit choisir des raisins fendants, très mûrs, de première qualité, et y joindre un régime tonique et plutôt sec. Dans une famille d'enfants américains assez scrofuleux, qui étaient affectés de la coqueluche, depuis le milieu de septembre, j'ai vu, à la fin de la vendange et au moment où les raisins extra-mûrs et cueillis depuis quelque temps commençaient déjà à perdre un peu de leur eau, j'ai vu la maladie diminuer et finir par s'éteindre avant la fin de l'automne. Mes propres enfants, qui avaient des quintes de toux très-fatigantes et chez lesquels je m'attendais à voir' se développer la coqueluche, en ont mangé et s'en sont trouvés très-bien. »

La phthisie pulmonaire confirmée est l'une des maladies contre lesquelles la cure aux raisins est impuissante, comme malheureusement le sont, à peu près, les autres médications employées jusqu'à présent.

Mais il n'en est pas de même de la prédisposition a cette maladie : les précautions et les soins hygiéniques, un régime adoucissant, l'emploi bien entendu de la médication par le raisin, peuvent retarder ou ajourner indéfiniment l'évolution de la phthisie soit en calmant la toux et l'irritation de l'organe malade, soit en déterminant une dérivation salutaire vers l'intestin, soit en modifiant et en améliorant l'ensemble de la constitution.

Il est très-probable que plus d'un des malades, qui ont fait la cure aux raisins pour diverses causes, avait des dispositions à la phthisie, et ils ont guéri.

Rivière a publié l'histoire d'une jeune fille phthisique qui fut guérie par un régime composé uniquement de pain et de raisin sec.[1]

Hippoerate faisait prendre aux poitrinaires du petit-lait, puis du lait de chèvre additionné de sel pour le rendre purgatif. Cet illustre médecin commençait le traitement de la phthisie par l'emploi des purgatifs.

---

[1] Baumes, Traité de la phthisie pulmon. Paris, an XIII (1805).

QUATRIÈME PARTIE

La cure aux raisins, qui est tout à la fois adoucissante et laxative, peut produire à peu près les mêmes effets que le lait rendu laxatif au moyen du sel.

C'est surtout pour les enfants et les jeunes gens issus de parents phthisiques que cette médication doit être largement appliquée et qu'elle peut devenir fort utile. Il faut en faire usage de très-bonne heure ; la recommencer et la continuer le plus souvent et le plus longtemps possible.

« J'ai vu, dit M. Curchod, des malades que leurs médecins m'avaient adressés comme phthisiques et que j'avais jugé, moi-même, l'être en effet, éprouver, après une ou deux saisons de cure de raisins, des changements tels que j'en venais à douter moi-même de la justesse du diagnostic primitif et à me demander
si je n'avais pas eu affaire à une autre affection, à une dilatation des bronches par exemple. »

« Le raisin, ajoute M. le docteur Carrière, a donc des litres légitimes pour obtenir une place élevée dans le traitement de la phthisie pulmonaire et de la tuberculose en général. Sa constitution chimique le rend un précieux moyen diététique. Si ses effets sur le sang sont très distincts de ceux qui s'observent dans les cures séro-lactées, malgré les analogies de composition qui le rapprochent du petit-lait, il n'en est pas moins vrai qu'il peut servir à atteindre le même but. Les deux cures s'accordent et se complètent. Si l'une va plus droit à la maladie, l'autre y tend, mais peut-être par une voie différente. Il prolonge enfin le traitement sous une autre forme et une forme agréable au malade jusqu'au moment du retour à la cure séro-lactée dans une station d'hiver.

« Le raisin, en accélérant les digestions et contenant peu de produits azotés, diminue les désordres chimiques du sang, par lesquels s'entretient la cachexie tuberculeuse. Plus que le petit-lait, il constitue un moyen alimentaire puissant, qui restaure les forces et les entretient dans des conditions favorables au fonctionnement régulier des organes. Dès les premiers temps de la cure, il en résulte un si grand changement dans la circulation qu'il y a effervescence, battements de cœur, hémoptysie.[1] Dès que la première épreuve est passée, comme dans la cure d'eaux minérales, le calme s'établit, et les effets se produisent sans secousse apparente. Ces effets consistent dans la diminution de la fièvre, l'amélioration des digestions et le sentiment de la recomposition des forces.

« Il y a des précautions à prendre en employant un moyen qui, loin d'être indifférent, agit comme un médicament. Il faut commencer par des quantités modérées chez les tempéraments irritables et à circulation active. Dans la phthisie à tempérament scrofuleux on peut, sans inconvénient, se donner libre carrière; il faut agir sur cette torpeur, sur cet engourdissement profond qui secondent par insuffisance de réaction, le développement de la tuberculose. Mais sous quelque forme que l'affection se présente, et quelque soit le tempérament où elle se montre, il faut vite se hâter. »

« Dans la première période de la phthisie, suivant M; le docteur Curchod, c'est-à-dire dans celle qui précède le ramollissement et l'évacuation des tubercules, la cure des raisins peut être encore utile, et agir à la manière des eaux minérales, en modifiant le sang, en augmentant dans le poumon la résorption des parties fluides de la matière tuberculeuse, et en favorisant ainsi l'ossification des noyaux tuberculeux, en excitant au profit du poumon l'activité du foie et des reins. Elle calme la circulation, diminue les congestions et régularise l'innervation. Elle a, enfin, la plus heureuse influence sur deux symptômes spéciaux, la toux et le crachement de sang. »

Les raisins agissent favorablement sur les symptômes du catarrhe qui tourmente les phthisiques, ils calment la toux, favorisent l'expectoration, apaisent la soif, diminuent même dans certains cas la diarrhée et sont bien souvent une consolation pour ces infortunés malades.

Joachim rapporte l'observation suivante, qui est due au docteur Lôchner...

---

1 Il est évident que l'honorable praticien dont nous rapportons les paroles, n'a entendu parler ici que des espèces de raisins qui ont un effet tonique, ou excitant, et non de celles qui sont simplement béchiques, adoucissantes ou laxatives. H.

QUATRIÈME PARTIE

M. T... jeune, vigoureux, éprouvait à la suite d'une fièvre muqueuse de violents élancements dans la partie antérieure et à droite de la poitrine. — Les crachats étaient granulés, grisâtres et fortement striés de sang, le malade, ressentait souvent des bouffées de chaleur passagère; l'amaigrissement était devenu considérable; le malade rejetait par l'expectoration plusieurs onces de véritable albumine qu'il assurait provenir des poumons. Il avait déjà fait plusieurs saisons à Ems, essayé beaucoup de remèdes, mais sans succès.

Le malade fit la cure aux raisins à Durkheim, depuis le mois de septembre jusque vers la fin de l'année, en observant un régime sévère ; on lui appliqua aussi un exutoire sur la poitrine. Les résultats de la médication furent très-satisfaisants ; le malade en éprouva un grand soulagement, et il revient chaque année faire une nouvelle cure aux raisins plutôt par reconnaissance que par besoin.

Voici une autre observation très-détaillée d'une affection grave des poumons, que nous devons à M. le docteur Kauffmann et dans laquelle la cure aux raisins a été suivie de guérison.

« M. R... de Mannbein, âgé de 45 ans, scrofuleux dans sa jeunesse, est resté bien portant jusqu'au mois de novembre 1860 ; il fut pris à cette époque de toux avec douleurs dans le côté gauche accompagnées quelques semaines plus tard de crachats sanguinolents; ces phénomènes cédèrent à un traitement approprié, mais la toux reparut avec une expectoration muqueuse. Il fut envoyé par le docteur Gerlach pour faire la cure aux raisins.

« État actuel au 3 septembre 1861 : Le malade est de taille moyenne; pâle; il se plaint de douleurs dans le côté gauche de la poitrine avec toux le soir ; pas de fièvre. L'examen physique fait reconnaître dans la région sous-claviculaire gauche et dans la fosse sous-épineuse du même côté, de la matité, avec un bruit de souffle; expiration prolongée et bruit de crécelle. Les crachats très-copieux, surtout le matin, montrent à l'inspection microscopique, des fibres élastiques.

Le poids du corps était de 122 livres au mois de septembre 1861.

5 septembre. — Le patient mange chaque jour 3 livres de raisin; l'expectoration devient plus facile et augmente; il y a par jour deux ou trois évacuations— pouls 100 pulsations.

8 septembre. — Le patient se plaint de douleurs dans le côté gauche; toux augmentée; trois ou quatre selles par jour; pouls, 104. Lassitude générale, appétit diminué, langue chargée.

16 septembre. — Le patient est généralement mieux; pouls, 72 par minute; toux diminuée; expectoration très-facilitée; sommeil bon.

17 et 21 septembre. — Même état.

Examen du malade au 9 octobre, après cinq semaines de traitement par le raisin.

État général satisfaisant. Peu de toux. Expectoration diminuée; les douleurs du côté gauche ont complètement disparu. Sommeil bon ; pouls 72. Sous la clavicule gauche la percussion est normale, souffle vésiculaire, expiration non prolongée. Encore un peu de bruit de crécelle.

Le poids du corps a augmenté de 3 livres = 125 livres. Au printemps suivant je revis ce malade à Mannheim. Il se trouvait bien portant. L'examen physique ne montra rien d'anormal. En examinant au microscope les crachats muqueux, on n'y trouve plus de fibres élastiques. »

Analyse des urines de ce malade avant le commencement de la cure. — Quantité d'urine en 24 heures =1,500 grammes. Réaction neutre; poids spécifique = 1,010. Elle contient de l'albumine.

Urée	34,10 grammes
Acide urique	0,9
Chlorure de sodium	12,0

QUATRIÈME PARTIE

Phosphates	1,06
Acide phosphorique	2,83
Acide sulfurique	1,04.

Après l'ingestion de 3 livres de raisins par jour, au bout de huit jours,
7 septembre 186J : quantité d'urine en 24 heures = 1,550 grammes. Réaction faiblement acide; poids spécifique == 1,010.

9 septembre. — Réaction très-acide. Poids spécifique = 1,013; pas d'albumine.

10 septembre : 1,600 grammes par jour. Réaction acide; poids spécifique= 1,014.

24 septembre : 1,647 grammes. Réaction acide; poids spécifique=1,015.

Elle est composée de :
Urée	34,0 gr.
Acide urique	0,9
Chlorure de sodium	14,0
Phosphates	1,123
Acide phosphorique	3,12
Acide sulfurique	2,32

Bronchectasie ou dilatation des bronches. — « M***, de Brème, fit la cure aux raisins en 1854 contre une bronchectasie dont il souffrait depuis longtemps. Sa constitution est forte. Il avait une toux abondante avec une expectoration muco-purulente, d'une odeur insupportable. L'examen de la poitrine donnait tous les signes d'une dilatation des bronches. Cet état s'améliora au bout de six semaines de cure aux raisins.
   Depuis lors le malade suit fidèlement et avec succès chaque année cette médication. »

Asthme. — a Un vieillard qui avait été tout à coup, sans aucun malaise antérieur et sans lésions organiques apparentes, attaqué d'un accès d'asthme, qui revenait tous les quinze jours, éprouva les meilleurs effets de la cure qu'il fit à Durkheim. Pendant les quatre semaines que dura la cure il n'eut aucune attaque. »

« Un homme âgé de 62 ans qui avait, chez lui, chaque semaine, un accès d'asthme, fit usage en 1861, dans l'espoir de se procurer du soulagement de la cure aux raisins pendant cinq semaines, sans éprouver aucun trouble des organes respiratoires et circulatoires. Il s'en trouva fort bien et n'eut aucune attaque. Des nouvelles que j'en reçus par lettre au printemps de 1862 confirmèrent cette amélioration. Il n'avait plus éprouvé d'accès.

Pleurésie chronique avec empyème ou épanchement séreux dans la poitrine. — Observation de M. le docteur Kauffmann.

« Le malade que j'ai examiné avec le professeur Virchow, présentait les symptômes suivants :

Il est d'une constitution faible, d'une grande maigreur; il se plaint de toux et de dyspnée qui augmente surtout quand il monte. L'inspection de la poitrine présente une dilatation du côté gauche qui se soulève peu dans l'acte respiratoire. On voit le choc du cœur à droite entre la quatrième et la cinquième côte à un pouce du bord droit du sternum. La percussion à gauche sous la clavicule donne de la matité jusqu'à la septième côte et en arrière jusqu'à la neuvième.

On entend à peine le murmure respiratoire dans tout le côté gauche, le retentissement de la voix est diminué; les bruits du cœur s'entendent à droite et sont normaux. Le murmure vésiculaire s'entend à droite.

Ce sont les symptômes d'un empyème considérable du côté gauche avec déplacement du cœur à droite. —80 pulsations par minute, langue chargée, manque d'appétit, insomnie. Le poids du corps = 117 livres.

Quantité de raisin absorbée chaque jour = 3 livres.

QUATRIÈME PARTIE

24 septembre : mêmes symptômes ; pouls 72. La quantité d'urine augmente; quatre ou cinq selles liquides.

2 octobre: trois selles; langue normale ; plus d'insomnie; encore de la dyspnée et delà toux; pouls, 68.

4 octobre : deux selles; pouls, 70; mêmes symptômes.

12 octobre : quatre ou cinq selles liquides par jour, appétit diminué, langue chargée; pouls, 80; la toux et la dyspnée sont diminuées. »

Nous terminerons ce que nous avons à dire sur les bons effets de la cure aux raisins dans les affections chroniques des poumons et leurs suites, par le fait suivant, qu'a bien voulu nous communique notre savant et honorable ami, M. Steph. Robinet, membre de l'Académie de médecine.

La personne qui fait le sujet de cette observation est M. Robinet, son père.

«M. R.... par suite d'une exposition imprudente au froid, pendant les fêtes du mariage de Napoléon 1er en 1810, avait contracté une pulmonie grave qui mit sa vie en danger. Sa dame, soumise aux mêmes influences, succomba dans l'hiver de 1810-1811.

« M. R... à la suite de cette maladie était resté dans un état valétudinaire qui ne lui permettait aucun travail ; il gardait même le lit la plupart du temps. Il avait atteint ainsi l'automne de 1811 et les raisins si remarquables de cette époque commençaient à paraître. Pariset, son médecin, lui ayant permis l'usage de ces raisins, M. R... se mit a en manger de grandes quantités et alla jusqu'à un panier par jour.

« Se trouvant très-soulagé par ce régime, il le continua tant qu'il fut se rétablit au point de fournir une longue carrière. Il est mort à 91 ans, n'ayant conservé de sa maladie de 1811 qu'une disposition habituelle à l'expectoration.

Jean-Charles Herpin

« Pendant cinquante ans il n'a cessé de raconter à tous ses amis qu'il avait dû la vie aux raisins de la comète; c'était aussi l'opinion de tous les membres de sa famille et de Pariset lui-même. »

M. Guillemot, directeur du Cercle des Sociétés savantes à Paris, M. Darnis, directeur du Moniteur de l'industrie, nous ont aussi rapporté plusieurs faits particuliers dont ils ont été eux-mêmes les témoins et qui attestent qu'en Auvergne on fait un usage fréquent de la cure aux raisins contre diverses affections chroniques et rebelles de la poitrine et que les malades trouvent souvent dans cette médication un très-grand soulagement et de plus une amélioration notable de la santé générale; qu'ils acquièrent même de l'embonpoint. Allez aux vignes, dit-on, allez manger du raisin; ce sont des locutions banales et populaires qui témoignent des bons effets qu'une longue expérience a constatés et de la confiance qu'inspire à ces populations l'usage hygiénique des raisins.

Maladies du cœur et des gros vaisseaux. — On a quelquefois obtenu de bons effets de la cure aux raisins dans ces maladies, de même que dans la dilatation des bronches et aussi dans certains cas d'épanchements pleurétiques dans la poitrine et la région précordiale, lorsque ces épanchements ne sont pas dus à la présence des tubercules et que le malade n'est pas encore trop affaibli.

Ces bons effets peuvent être attribués :
1° A l'action calmante, adoucissante, pectorale, du jus de raisins qui facilite l'expectoration et diminue la fréquence et l'intensité de la toux;
2° A la présence des acides libres contenus dans le jus du raisin (tartrique, malique, citrique), qui sont employés depuis longtemps avec avantage pour calmer la surexcitation de l'appareil circulatoire, diminuer et modérer les mouvements du cœur;
3° A l'introduction dans l'économie d'une certaine proportion d'eau qui en se mêlant au sang rend celui-ci moins excitant;
4° Enfin à la révulsion déterminée par les propriétés diurétiques et laxatives du raisin.

Voici deux observations, dues à M. le docteur Rauffmann, qui tendent à démontrer les bons effets de la cure aux raisins contre les affections dont il s'agit :

I. « M. X... de Saint-Pétersbourg, âgé de 60 ans, qui souffrait d'une maladie de cœur, vint en septembre 1860 pour faire la cure à Durkheim.

« Le malade se plaint de dyspnée, de toux, de palpitations fréquentes. L'examen du cœur révèle les symptômes d'une insuffisance des valvules de l'aorte avec hypertrophie du ventricule gauche; il y a œdème des pieds ; l'urine contient une grande quantité d'albumine.

« Le malade fit la cure pendant trois semaines, prenant chaque jour 6 livres de raisin. L'urine augmenta beaucoup en quantité; il y eut des évacuations abondantes, qui amenèrent la disparition de l'albumine dans l'urine et la diminution de la dyspnée.

II. « M. Rödter, âgé de 54 ans, était atteint depuis douze ans d'une maladie organique du cœur; un saignement de nez souvent très-abondant (huit ou dix verres), avait toujours rétabli l'équilibre de la circulation.

« Mais il y a trois ans le saignement de nez cessa tout à coup. Alors survinrent l'œdème des pieds, un épanchement séreux dans la poitrine et le péricarde; de l'asthme. Le malade était faible, sans énergie, somnolent; il éprouvait en même temps une constipation opiniâtre et de la rétention d'urine.

« L'usage interne et externe des diurétiques les plus énergiques, des purgatifs, un régime sévère approprié étaient parvenus à triompher, en partie du moins, de la maladie. Mais l'oppression, l'inertie, la lassitude, l'envie de dormir, etc., persistaient toujours, lorsque le malade entreprit une cure aux raisins, en octobre 1844.

« Après quelques jours le malade put uriner avec facilité et il rendait une quantité d'urine plus abondante que jamais.

Jean-Charles Herpin

« L'appétit revint aussi vif et même plus qu'il n'avait été jusqu'alors.

« Quelques semaines plus tard, les phénomènes morbides que nous venons de signaler avaient disparu, le corps avait repris de la chair; et les forces du malade étaient augmentées à tel point qu'il put bientôt faire une promenade de deux heures; et quelques semaines plus tard, de six heures, chaque jour et à pied ; tandis qu'auparavant il aurait pu à peine en faire le quart, en trois fois autant de temps.

Le malade prolongea la cure tant qu'il put avoir des raisins frais.

« La santé du malade fut bonne jusque vers le milieu de l'été de l'année suivante, où les symptômes morbides se représentèrent de nouveau et furent combattus par les moyens que l'on avait déjà mis en usage précédemment. Le malade se soutint jusqu'à l'automne où il obtint de la cure aux raisins les mêmes bons effets qu'il en avait eus l'année précédente. Il resta en bonne santé jusqu'au mois de juin suivant, époque à laquelle les accidents se renouvelèrent. Le malade fut emporté plus tard par une apoplexie cérébrale. » (Docteurs Joachim et Herberger.)

III. « Une jeune personne était affectée d'un battement de cœur qui fut pendant plusieurs années une énigme pour beaucoup de médecins et que l'on attribuait à une maladie organique. La malade fut complètement guérie par l'usage des raisins. Cette guérison tend à prouver que la maladie, bien que simulant une affection organique, n'était cependant que la suite d'un dérangement dans les fonctions du système veineux et ganglionnaire abdominal. » (Fenner de Fenneberg.)

Etat pléthorique.—Hyperhémie.—La cure aux raisins, faite avec modération et prolongée pendant quelque temps, est l'un des meilleurs moyens à opposer à cet état, qui est caractérisé par une surabondance de sang riche en principes, par une forte et robuste constitution, par un grand appétit, peu de pertes par les sécrétions, par des tendances aux congestions à la tête et à la poitrine, aux maladies inflammatoires, etc., qui nécessitent des saignées habituelles.

La cure aux raisins avec un régime approprié, en diminuant la proportion des principes azotés (albumine, fibrine) du sang, en augmentant la proportion d'eau contenue dans ce fluide, en activant la sécrétion intestinale, et déterminant ainsi une dérivation plus ou moins copieuse, peut produire d'excellents effets dans les maladies dont il s'agit.

Fièvres. — Alexandre de Haller recommande dans le traitement de la fièvre tierce l'usage des fruits doux, comme du raisin, des melons, que des préjugés faisaient proscrire.[1]

CHAPITRE V
MALADIES DIVERSES.

Affections nerveuses. Névroses. — « Le raisin, dit M. le docteur Carrière, est un agent médical de réparation d'une grande valeur. Voilà pourquoi on en prescrit l'emploi contre ces névropathies plus ou moins douloureuses, à type plus ou moins régulier, qui affectent les gens du monde et principalement les personnes du sexe féminin. »

Hypochondrie. Mélancolie. Hystérie. — Lorsque ces affections sont le résultat de quelque trouble dans les fonctions des organes de la digestion, du foie, de la rate, ou des viscères abdominaux, de la suppression du flux hémorroïdal, d'un dérangement du flux menstruel, des fonctions de la transpiration, de la disparition d'un exanthème cutané, etc., la cure aux raisins peut être très-utile.

« Il existe à peine, dit le docteur Schweich, une médication dont on puisse espérer autant de succès contre l'hypochondrie, contre le spleen, cet état si funeste qui va jusqu'au suicide... »

« Le raisin pris comme médicament, ajoute le même praticien,

---

[1] Pinel, Nosographie philosophique, 5e édit., t. I.

produit aussi d'excellents effets dans l'hypochondrie, lorsque cette névrose est moins cérébrale qu'abdominale. Le raisin vitalise rapidement le ' sang et exerce une action assez vive sur l'appareil cérébral[1]; il ne convient donc pas aux organismes où le sang abonde, aux tempéraments d'éréthisme et d'hyperhémie cérébrale. Son influence est efficace, au contraire, chez les hypochondriaques, avec torpeur intellectuelle, pouls misérable ou lent, coloration jaune ou terreuse de la face, fonds de tempérament lymphatique ou bilieux. »

« Le petit-lait exerce de bons effets dans des états presque entièrement opposés. »

Dérangements de la menstruation. — Le flux menstruel, chez les jeunes filles et chez les femmes, est sujet aux irrégularités et aux troubles les plus divers, accompagnés souvent d'autres maladies dont ils sont tantôt la cause, tantôt la conséquence.

La cure aux raisins réussit très-bien dans les cas où l'excrétion du flux menstruel est douloureuse et en petite quantité, quoiqu'il y ait pléthore et surabondance de sang ; état qu'on reconnaît facilement chez les jeunes personnes d'une constitution vigoureuse qui ont un visage coloré, qui éprouvent de la fatigue, des battements de cœur, de l'oppression, des douleurs de ventre, de la constipation; dans ces cas, l'action calmante, rafraîchissante, délayante et légèrement laxative de certaines variétés de raisins, peut avoir de bons effets, surtout lorsque l'on y joint l'exercice et la promenade.

La chlorose est souvent accompagnée de gastralgie et d'accidents dyspeptiques que la cure aux raisins dissipe facilement; alors la digestion s'améliore, et toutes les autres fonctions s'exécutent normalement.

---

1 Nous devons faire observer que l'action attribuée au raisin par M. le Dr Carrière, dans les maladies dont il s'agit, ne peut s'entendre que des variétés de raisins noirs, aromatiques, qui sont excitants ou toniques. Il est très-important ici de faire une distinction entre les différentes variétés de raisins et leurs propriétés physiologiques. Dans le cas où la maladie est accompagnée sur l'intestin est indiquée, il faut faire usage uniquement de raisins blancs, aqueux, en un mot, de ceux qui jouissent de propriétés laxatives, analogues à celles du petit-lait.

QUATRIÈME PARTIE

En outre, le fer et le manganèse contenus dans certaines espèces de raisins peuvent avoir des effets très-utiles contre la maladie dont il s'agit.

Les raisins noirs, particulièrement ceux qui sont toniques, ferrugineux, aromatiques ou musqués, sont utiles contre la leucorrhée (fleurs blanches), surtout chez les personnes lymphatiques, scrofuleuses, qui éprouvent, en même temps aussi, quelque dérangement dans l'accomplissement des fonctions digestives.

Hydropisie. — Lorsqu'un épanchement séreux, viscéral ou interstitiel reste stationnaire, dit M. Fonssagrives, et qu'on ne peut plus compter pour sa disparition sur la résorption opérée par la séreuse ou la cellule qui l'a fourni, il ne reste que quatre voies ouvertes à l'élimination du liquide : 1° la diaphorèse, 2° la diarrhée, 3° la diurèse, 4° les émissions sanguines générales.

Les saignées, en opérant brusquement un vide dans les organes delà circulation, y appellent la rentrée proportionnelle d'une quantité de sérosité épanchée. C'est là un moyen d'une rapidité héroïque, que nul autre ne remplace et qui doit, quelque chétif que soit le malade, être mis en œuvre lorsque l'épanchement comprime d'une manière menaçante un organe dont le jeu est essentiel à la vie, comme dans l'hydropéricarde, l'hydrothorax, les suffusions séreuses dans les ventricules cérébraux, etc. Les trois autres moyens conviennent particulièrement quand il n'y a pas péril en la demeure et qu'on peut, à la rigueur, courir les risques des retards auxquels expose un résultat thérapeutique incertain. Or, la peau, l'intestin et les reins ne capitulent pas avec la même facilité. On provoque aisément la diarrhée, plus difficilement la diurèse, plus difficilement encore la sueur. Aussi doit-on, dans le traitement des hydropisies, attacher un prix tout particulier aux médicaments qui sollicitent à la fois les selles et les urines. Le jus de raisins et le lait pris sous forme de diète remplissent à merveille cette double indication.

C'est dans le traitement de l'ascite que le régime lacté a été plus particulièrement prescrit.

L'hydropisie ascite chronique, — l'état œdémateux sont au nombre des affections contre lesquelles la cure aux raisins peut aussi être employée avec de grands avantages.

Le raisin agit dans ce cas comme diurétique ou stimulant de l'excrétion urinaire, et comme dérivatif en déterminant vers l'intestin une fluxion utile et salutaire.

La cure aux raisins a été employée avec succès contre les hydropisies qui sont la suite de dérangements des fonctions des viscères abdominaux, du foie, de fièvres intermittentes, etc., qui sont passées à l'état chronique.

La cure aux raisins n'est pas moins utile contre des hydropisies consécutives à ces affections.

« Les raisins, dit le docteur Joachim, sont efficaces contre les hydropisies consécutives à des affections organiques de la poitrine et du bas-ventre. Assurément, dans ces cas, la cure aux raisins est bien préférable à ces médicaments qu'il faut employer pendant très-longtemps; elle remplace avantageusement les diurétiques qui fatiguent les organes digestifs.

« Il n'est aucune forme d'hydropisie, dans laquelle le raisin ait des effets nuisibles, dit le docteur Schweich. En favorisant doucement, mais à coup sûr, la sécrétion urinaire, il peut guérir l'hydropisie. Lors même que celle-ci tient à un état organique incurable, la cure aux raisins n'en produit pas moins un soulagement, momentané il est vrai, mais encore bien précieux pour les malades. »

M. Curchod rapporte l'observation d'une jeune fille atteinte d'hydropisie ascite, par suite d'une hypertrophie du foie; la malade vécut pendant plusieurs semaines de raisins dont elle consommait autant qu'elle pouvait en supporter. « Son foie se guérit complètement. Cette demoiselle se maria et devint mère de plusieurs enfants. »

QUATRIÈME PARTIE

L'anasarque, quelle qu'en soit la cause, peut également indiquer l'emploi du raisin comme moyen laxatif et dérivatif.

Cette médication, dont le mécanisme physiologique est facile à saisir, satisfait l'esprit.

Hippocrate a recommandé l'usage du lait de chèvre dans l'hydropisie consécutive aux affections du foie. Nous avons indiqué précédemment les analogies que présentent le régime lacté et la médication par les raisins.

« Mettons en usage, lorsque cela est nécessaire, toutes les ressources que nous fournissent les médicaments actifs; mais regardons aussi autour de nous, Et nous trouverons que dans bien des aliments réside une puissance curative que la thérapeutique devra dégager un jour. (M. Fonssagrives.)

Maladies de la peau. Démangeaisons, prurit, exanthèmes chroniques, dermatoses, etc. — Assez souvent ces affections morbides de la peau sont accompagnées ou elles sont la suite de quelque dérangement dans les fonctions des organes digestifs.

Dans ces maladies, la cure aux raisins est d'une utilité incontestable ; elle calme ou diminue l'irritation ; elle modifie la nature et les propriétés trop excitantes du sang; elle opère une révulsion ou une dérivation sur le canal intestinal et augmente considérablement l'excrétion urinaire.

Dans les maladies dont il s'agit, la cure aux raisins peut succéder avec beaucoup d'avantages à une saison de bains d'eaux minérales sulfureuses ou chlorurées.

Cette médication n'est pas nuisible et on peut l'essayer sans crainte dans les cas douteux; si elle ne peut guérir l'exanthème, du moins l'état du malade s'améliore toujours. L'expérience nous a appris que la démangeaison et la cuisson si importunes dans certaines exanthèmes cessent dès les premiers jours de la cure.

Jean-Charles Herpin

Celle-ci fait aussi disparaître les taches hépatiques, signes persistants après la guérison des maladies du foie. (M. Carrière.)

Dermatoses sèches. — Les dermatoses sèches, soit que leur origine se rattache à une diathèse particulière (c'est le cas le plus ordinaire), dit M. Fonssagrives, soit qu'elles aient une autre cause, sont des maladies chroniques dans lesquelles le plasma producteur des cellules épidermiques ne s'organise plus, suivant les lois auxquelles il obéit normalement. Là, il s'accumule en couches épaisses et informes ici, il produit des écailles furfuracées qui, comme celles du pityriasis, tombent au fur et à mesure qu'elles se concrètent ; ailleurs, il forme des squames, blanches qui n'ont plus de transparence et s'exfolient comme si elles avaient perdu l'eau nécessaire à leur constitution anatomique. Eh bien pour peu que ces affections occupent de larges surfaces et durent depuis longtemps, les moyens topiques n'ont sur elles qu'une action limitée et passagère ; il faut modifier la nutrition et changer de fond en comble les conditions vicieuses dans lesquelles elle s'opère. La diète lactée y suffit souvent, et on lui a dû des succès dans des cas où tout était resté infructueux.

Les analogies que nous trouvons entre le régime lacté et le régime aux raisins permettent de croire que ce dernier aurait les mêmes avantages. — Nous dirons plus : nous croyons que, dans certaines dermatoses, la médication par les raisins, de nature végétale et peu azotée, serait de beaucoup préférable au régime lacté.

Intoxication mercurielle ou plombique. — Lorsque l'on a fait usage pendant longtemps de préparations mercurielles et d'huile de foie de morue, la cure aux raisins peut être utile et avantageuse pour débarrasser l'économie des composés hydrargyriques, iodurés, etc., qui peuvent s'y trouver répandus en trop grande quantité.

Maladies scrofuleuses. — Tout ce qui est susceptible de donner de l'énergie au double mouvement de composition et de décomposition de nos organes, tend nécessairement à donner de l'activité aux fonctions dont ces organes sont les instruments et imprime par conséquent à la santé, à la vie une vigueur nouvelle.

QUATRIÈME PARTIE

En augmentant les excrétions alvines, en accélérant le cours des urines, en favorisant la transpiration, la cure aux raisins donne une grande activité aux décompositions organiques.

La cure aux raisins, qui s'exécute en plein air, en faisant des promenades, et en prenant de l'exercice excite l'appétit ; le besoin de manger se fait sentir vivement ; les fonctions de la nutrition et de l'assimilation s'exécutent d'une manière plus régulière et plus profitable; le sang devient plus substantiel; l'ensemble de la constitution se modifie et s'améliore sous l'influence des bonnes conditions hygiéniques dans lesquelles les malades se trouvent placés.

La maladie scrofuleuse, lorsqu'elle n'est pas intense, cède assez facilement à la médication par les raisins; mais celle-ci devient impuissante, quand la maladie est arrivée à un degré élevé. Cette médication est très-utile, dit le docteur Schwieb, après l'emploi des eaux minérales, car elle restaure le corps d'une manière puissante. Les enfants ainsi que les grandes personnes la supportent très-bien et la font avec plaisir.

« C'est un beau moment pour les pauvres malades, dit M. le docteur Curchod, que celui où ils sont délivrés, pour quelque temps du moins, des médicaments antiscrofuleux, des bromures, des iodures, de l'eau mère, et surtout de l'huile de foie de morue. Peu de malades apprécient alors et bénissent, autant qu'eux, la cure de raisins. »

Affections scrofuleuses des paupières. —Parmi les nombreuses affections contre lesquelles la cure aux raisins est efficace, il faut placer les inflammations anciennes et souvent si opiniâtres des paupières; maladie qu'on rencontre surtout chez les enfants et les jeunes personnes atteintes de scrofules ou de vices du sang. (M. Curchod.)

Goutte. — La cure aux raisins, convenablement dirigée, peut, sinon guérir la goutte, du moins en prévenir et en éloigner les accès.

Jean-Charles Herpin

En effet:
1° L'une des causes les plus ordinaires de la goutte est la surabondance des principes azotés, de l'acide urique dans l'économie, lesquels proviennent d'une alimentation trop substantielle et trop animalisée.

La goutte et la gravelle, dit M. Fonssagrives, soumises l'une et l'autre à la prédisposition héréditaire, se manifestent, en effet, de préférence chez les individus dont la nourriture sur animalisée, excède les besoins de la réparation organique; elles sont en quelque sorte l'apanage de l'oisiveté et de la richesse.

Il est d'observation qu'une diète végétale modérée convient admirablement pour retarder le retour des paroxysmes de cette douloureuse affection et pour en abréger la durée. Sydenham la recommande expressément contre la goutte; mais il était trop médecin pour formuler, à ce sujet, un précepte absolu; il veut qu'avant tout, on interroge soigneusement les idiosyncrasies, et qu'on n'astreigne point à l'abstinence de viandes les individus qui désirent cette sorte d'aliments, et qui, sous l'influence d'un régime végétal trop absolu ou trop prolongé, sont pris d'accidents nerveux.

On sait que Linné, qui éprouvait de cruelles souffrances par la goutte, attribuait à l'usage alimentaire des fruits rouges (fraises, raisins) une influence très-utile pour éloigner les accès de goutte ou en diminuer la violence, et qu'il se guérit lui-même par l'usage de cette médication; aussi en recommande- t-il vivement l'usage aux goutteux.[1]

En effet, la cure aux raisins étant une diète essentiellement végétale, et par conséquent peu azotée, diminue nécessairement la quantité d'acide urique qui est formée dans le sein de l'économie.

D'un autre côté, l'ingestion de 2 à 3 kilogrammes par jour, de

---

[1] Linné, Fraga vesca. Resp. S. A. Hesdin. Upsal, 1772, in-8e. — Amoenitates Academicce, n° 160. — Mérat et Delens, Dictionnaire de matière médicale, t. III. —Journal des progrès des sciences médicales, I, p. 56.

QUATRIÈME PARTIE

raisins contenant en moyenne 75 à 80 pour 100 d'eau, détermine une excrétion plus abondante d'urine, l'expulsion d'une plus grande quantité d'azote et d'urée (p. 179) qui, s'ils étaient retenus dans l'économie, pourraient donner lieu à des accidents goutteux.

Les raisins contiennent aussi une proportion notable d'alcali, qui, en se combinant avec l'acide urique, forme un sel soluble qui est expulsé au dehors avec les urines.

C'est une médication analogue à celle des eaux de Vichy, Téplitz, etc., et des eaux alcalines.

Enfin la dérivation produite vers les intestins par les raisins, peut grandement contribuer à éloigner les accès de la goutte. Ici, l'effet a de l'analogie avec celui que produisent les eaux salines purgatives de Hombourg, Kissingen, Wiesbaden, etc., qui sont employées avec succès contre la goutte, et qui exercent leur action éliminatrice tout à la fois par les urines et plus encore par les déjections alvines.

« Le raisin, qui augmente et régularise les sécrétions, qui active les digestions, qui agit surtout sur la composition du sang, par cette qualité particulière qu'il n'est pas azoté, comme les aliments auxquels l'expérience fait rapporter le développement de la goutte; le raisin produit d'excellents résultats contre ce grave état pathologique. Suivant le docteur Schulze, dès que le temps est venu où le premier raisin est mûr, il faut que les goutteux commencent sérieusement la cure. Nous dirons, nous, qu'il doit la recommencer chaque année. Il en retirera certainement des changements favorables dans le nombre comme dans la gravité des crises, et une amélioration persistante dans l'état général. » (M. Carrière.)

Scorbut. — « L'analyse des conditions étiologiques au milieu desquelles se produit de préférence le scorbut nous a porté, dit M. Fonssagrives, à le considérer comme ayant sa cause, sinon exclusive, du moins principale dans une alimentation composée de substances conservées, c'est-à-dire préservées, par des moyens spéciaux, de la décomposition putride apparente.

« C'est cette décomposition moléculaire intime qui donne aux aliments conservés ces propriétés nuisibles dont la cachexie scorbutique est l'expression. » Il est de connaissance vulgaire que l'usage des fruits fraîchement cueillis est un moyen souverain contre le scorbut; le raisin peut donc être considéré comme un excellent antiscorbutique.

« Une nourriture végétale fraîche pourra être insuffisante, et, à ce titre, fatiguer les organes digestifs appauvrir le sang ; mais elle n'engendrera presque jamais le scorbut, qui prendra, au contraire, naissance très aisément, si l'alimentation se compose, d'une manière exclusive, de viandes conservées ou de végétaux privés de leur sève par la dessiccation. Sang frais et sève fraîche sont les deux éléments indispensables d'une nourriture complète; et l'on s'explique ainsi comment le sang, aliment insuffisant par lui-même, et la sève fraîche, même celle qui est fournie par les plantes inhabiles à nourrir, sont considérés à bon droit par les marins comme pouvant amener la disparition des accidents scorbutiques avancés. La diète végétale, sinon instituée exclusivement, du moins concourant pour la plus grande part à l'alimentation, est en possession, dans ces cas, de déterminer des résurrections véritables, dont les annales de la navigation audacieuse des baleiniers ont fourni et fournissent tous les jours des exemples. Usage d'aliments venant de vivre, telle est la formule de la partie essentielle d'un traitement antiscorbutique, auquel coopèrent avantageusement, mais à titre accessoire, les autres conditions d'une bonne hygiène physique et morale. » (M. Fonssagrives.)

En l'an XI, l'abbé Hell, de Vienne, a publié un ouvrage sur le traitement du scorbut par le sucre. Antérieurement, Bêcher, cité par Cartheuser, affirme que ceux qui se servent de sucre au lieu de sel sont à l'abri des accidents scorbutiques. M. Goguelin, qui a publié une monographie renfermant des idées neuves sur l'étiologie, la nature et le traitement du scorbut, proclame aussi les vertus antiscorbutiques du sucre. Il allègue en faveur de son opinion un certain nombre de faits qui semblent établir les propriétés prophylactiques et curatives du régime sucré contre le scorbut.

QUATRIÈME PARTIE

La médication par le raisin, qui contient une forte proportion de sucre, peut donc trouver une application utile contre le scorbut.

CHAPITRE VI
DES BAINS DE MARC DE RAISINS.

Le marc des raisins dont on a extrait le vin est fréquemment employé dans les pays vignobles, en application externe, sous la forme d'un bain sec, auquel on a donné le nom de bain de marc de raisins.

Lorsque l'on a exprimé le jus des raisins au moyen du pressoir, après la fermentation, il reste le marc ou résidu, qui est composé des rafles, des pellicules et des pépins. Ce résidu est sec, ou à peu près; cependant il contient encore, renfermées dans la pellicule, une petite proportion d'eau et une quantité notable de matière sucrée qui adhère à la surface interne de la pellicule.

Le marc mis en tas s'échauffe spontanément après deux ou trois jours; la fermentation s'y continue, et il s'en dégage du gaz acide carbonique et des vapeurs ayant une odeur spiritueuse ou alcoolique pénétrante, éthérée, agréable. La température de l'intérieur du tas est alors assez élevée pour que l'on puisse y tenir difficilement la main pendant quelque temps, 40 à 45 degrés centigrades.

C'est lorsque le tas de marc est arrivé à la température de + 25 à 35 degrés, qu'on en fait usage comme médicament et qu'on l'emploie pour le bain de marc, comme nous le dirons bientôt.

On retire aussi par la distillation, du marc de raisins, de l'alcool qui est connu sous le nom d'eau de vie de marc.

A cet effet on remplit une grande cuve avec du marc; on y ajoute une petite quantité d'eau pour dissoudre le sucre qui est encore adhérent aux pellicules; on ferme très-exactement la cuve avec de la terre et du gazon, afin que l'air n'ait point de contact avec le marc, ce qui le ferait aigrir.

La fermentation alcoolique se rétablit et se continue; lorsqu'elle est terminée, on distille, dans un alambic, le mélange de marc et de vinasse que l'on a retiré de la cuve.

Comme on exécute cette opération d'une manière ordinairement fort imparfaite et à feu nu, il en résulte que le marc en se déposant au fond de la chaudière, lorsqu'on n'a pas la précaution d'agiter constamment le mélange, ou de le décanter, est brûlé, carbonisé ; ce qui communique à l'eau-de-vie une saveur d'empyreume fort désagréable.

Après la distillation, le marc exposé à l'air et desséché est soumis à une forte pression, dans des moules, de manière à former de petites briques qui sont des mottes à brûler.

Bains de marc. — Lorsque l'on veut administrer un bain de marc de raisins, on pratique dans l'intérieur du tas, quand il s'est réchauffé spontanément et qu'il a une température de + 25 à 30 degrés, un grand trou dans lequel on enfonce le malade dépouillé de ses vêtements; on l'entoure de marc, on l'y ensevelit entièrement jusqu'au cou, en ayant soin d'empêcher, au moyen de draps ou de toiles placées à la surface, et d'un courant d'air convenablement ménagé, que le malade ne respire les vapeurs et le gaz acide carbonique qui se dégagent très-abondamment du marc, et qui pourraient déterminer des maux de tête, des vertiges, la syncope et même l'asphyxie.

Quelquefois on plonge dans le marc la partie inférieure du corps jusqu'à la ceinture, ou même un membre seulement.

On peut aussi mettre le malade assis dans un cuvier ou dans un tonneau défoncé, que l'on remplit ensuite de marc sec et chaud.

On recouvre alors le cuvier avec des couvertures ou des draps, de telle sorte que la tête du malade sorte au dehors, afin qu'il ne soit jamais exposé à respirer les vapeurs qui s'exhalent du marc.

On reste dans ce bain pendant une demi-heure, une heure, deux heures même, si le malade n'est pas incommodé; il y éprouve d'abord une sensation de chaleur agréable, qui devient ensuite plus vive; il s'établit bientôt une transpiration abondante et fort salutaire.

Au sortir du bain de marc, on transporte le malade bien couvert dans un lit bassiné, où la transpiration se continue pendant quelque temps.

On réitère pendant plusieurs jours ces bains, lorsque cela est nécessaire.

Les bains de marc agissent comme les bains ordinaires de vapeur, par la chaleur et l'humidité; mais, de plus, ils ont une action stimulante sur les systèmes musculaire, nerveux et circulatoire, qui résulte des vapeurs alcooliques et surtout du gaz acide carbonique qui s'en dégage en abondance; ils excitent et stimulent la peau avec une grande énergie;[1] lorsqu'ils sont prolongés, ils agissent comme sédatifs, analgésiques, stupéfiants, etc. Leur action se fait même sentir jusque dans les organes intérieurs.

On les emploie avec succès dans les douleurs rhumatismales anciennes, dans la sciatique et beaucoup d'autres affections douloureuses et chroniques qui ne sont pas accompagnées d'inflammation; dans le tremblement, la faiblesse des membres ; dans les paralysies qui n'ont pas leur cause primordiale dans le cerveau, mais qui sont la suite de refroidissements, de rhumatismes, etc.; dans quelques tumeurs ou engorgements froids des membres et des articulations, etc., etc.

On ne doit point employer le bain de marc lorsqu'il y a fièvre, irritation, inflammation, etc.

« Les bains de marc de raisins, dit M. le docteur Lersch, seront certainement bientôt un remède renommé dans des localités où l'on fait la cure aux raisins. »

---

[1] Voyez notre ouvrage ayant pour titre : De l'acide carbonique, de ses propriétés physiques, chimiques et thérapeutiques. Paris, 1861.

Jean-Charles Herpin

« Mirificè prodest vinaceorum usus tempore vindemiarum, si vinacea exportentur ex torculari in horreum et stragulis operta incalescant : in his oeger (arthriticus) contineat pedes, tibias, crura ac brachia,vel etiam totum corpus. Postea vero addit gallico idiomate : Je l'ai pratiqué cent fois, il n'y a rien de meilleur sous la chape du Ciel. » (Bonet.)

Solenander[1] vero hoc remedium, sequenti elogio proedicat : Vero inter optima remédia et tutissima, quoe etc. hoc ponendum et diligenfer singulis annis, cum amplius fieri nequeat, usurpandum videlicet, ut tempore vindemiaa immergantur pedes atque manus affecta; vinaceis, calefactis, mane per dies XV. Ac possem nominare virum praestantem, cui hocmedicainentum communicavi, atque ab eo proeclaro munere sum donatus, qui plane incedere non poterat et illo remedio, beneficio Dei, restitutus est ; quo autem uvoe maturiores sunt, et eo plus adjumenti vinaceorum usus afferre solet.

Bonet cependant observe que ce bain est trop échauffant pour quelques-uns.

Illa vinacea olim illustrissimo proescripsi, proemissis ad unguem proemittendis et'procul a paroxysmo arthritico sed vix octavoe horoe moram sustinuit, cum ex vultus rubore, febre accedente cum vertiginibus, quam non verum.

Voyez ; les bains de marc de raisins contre paralysie.[2]

Rivière a recommandé aussi ce traitement.

Tissot raconte un exemple remarquable d'une guérison obtenue par cinq demi-bains de marc de raisins.[3]

« J'ai vu, dit Tissot,[4] réussir quelquefois les bains de marc de

---

1 Solenander, Consiliorum medicinalium. Francfort, 1596, sect. k, 21.
2 Borelli, cent. 4, v. 42.
3 Tissot, Observations et dissertations de médecine pratique. Genève, 1780-82.
4 Tissot, Ad Alb. Hallerum de variolis. Lovanii. 1764.

QUATRIÈME PARTIE

raisins, dans les paralysies rhumatismales.

Un tailleur étant en chemin par la chaleur d'un jour d'été, échauffé du voyage et trempé de sueur, avait passé un ruisseau à pied, au lieu de passer sur le pont, il était entré dans l'eau jusqu'aux reins ; la nuit, toutes les parties qui avaient été mouillées furent attaquées de douleurs très-violentes que le malade supporta pendant quelques jours, sans demander aucun conseil; bientôt après il employa par le mauvais conseil d'une bonne femme, des diaphorétiques échauffants et des fomentations spiritueuses; ses douleurs augmentaient, la fièvre devint plus forte, le malade tomba en délire, l'urine se supprima. Ayant été appelé, j'apaisai la fièvre, le délire et les douleurs; je rétablis l'écoulement des urines par la saignée, par une diète fomentations émollientes — mais le malade conservait une très-grande faiblesse aux jambes, en sorte qu'il ne pouvait pas sortir du lit et la vessie n'était pas parfaitement rétablie, car elle paraissait se contracter avec peine ; quelques semaines après, il y avait une vraie paralysie des cuisses et des jambes. La saison était favorable pour faire un bain de marc des raisins; on fit entrer le malade jusqu'au nombril dans le marc ; les quatre premiers bains lui donnèrent la fièvre et ne le soulagèrent point. La fièvre revenait également après le cinquième, mais elle fut suivie d'une sueur très-copieuse qui guérit entièrement le malade; l'efficacité de ce remède vient de je ne sais quelle vapeur très-pénétrante produite par la fermentation qui frappe l'odorat et qui excite doucement les vaisseaux. »

Tissot conseille les bains de marc de raisins aux individus atteints de paralysie rhumatismale, lorsqu'ils ne se trouvent pas dans le voisinage de sources d'eaux thermales.

Voici ce que dit le Grand Dictionnaire des sciences médicales au sujet des bains de marc de raisins.

« Lorsqu'on veut prendre cette sorte de bain, on s'assure de son degré de chaleur; alors, s'il est tel qu'on peut l'endurer sans inconvénient, on fait un trou au milieu du tas de marc, on s'y place, et on se fait recouvrir de la même substance entièrement, à l'exception de la tête qui doit être couverte et la face tournée au grand air. On reste ainsi trois quarts d'heure ou une heure suivant le bien-être qu'on y éprouve, et on se retire ensuite à l'aide de la personne qui n'a pas dû quitter le malade de tout le temps de son immersion, et on va se coucher comme après un bain ordinaire. On éprouve dans ce bain une chaleur assez forte ; la circulation s'accélère, la peau devient moite, et même la sueur s'établit. Les phénomènes sont à peu près semblables à ceux qui se montrent après le bain d'eau à la température du corps.

« Il y a des précautions à prendre lorsqu'on fait usage du bain de marc. Non-seulement il faut avoir le visage tourné vers le lieu d'où vient l'air, mais il faut encore observer que les vapeurs alcooliques qui s'émanent du marc échauffé ne vous causent des vertiges, une sorte d'ivresse et même la syncope, ce qui a lieu quelquefois. Aussi faut-il éventer ceux qui sont dans le marc, à moins que le local ou la vinée dans lequel on le prend ne soit très-aéré ou pourvu d'un courant d'air. Il faudrait sur-le-champ en retirer le malade, si malgré ces précautions, le trouble cérébral était très-marqué, et attendre quelques jours que la chaleur d'un bain soit un peu amortie, ce qui arrive au bout de peu de temps.

« Il s'élève du marc renfermé des vapeurs carboniques qui peuvent asphyxier ceux qui s'exposent imprudemment à son émanation. Il est donc nécessaire de s'assurer si le local où on veut faire prendre le bain de marc est bien aéré, ce dont on s'aperçoit facilement à l'inspection et ce qu'on vérifie plus exactement encore par l'épreuve de la lumière, qui s'éteint si ces vapeurs sont assez abondantes pour être nuisibles. Dans le cas où l'on aurait quelques craintes, il faut ouvrir la porte et les fenêtres, battre l'air, remuer le marc à la pelle ; et alors on n'a plus d'accidents à redouter.

« Il y a, comme on voit d'après ce que nous venons d'exposer, deux puissances médicamenteuses dans les bains de marc : la chaleur, appliquée à la surface du corps, et la vapeur alcoolique qui agit soit localement sur la peau, soit en pénétrant dans les voies intérieures. La première de ces causes produit sans doute un effet analogue aux bains ordinaires ; mais les émanations alcooliques, qui sont particulières à ce genre de bains, et qui en font un moyen sui generis, agissent comme des toniques diffusibles, c'est-à-dire en excitant les systèmes musculaire, nerveux et circulatoire. Ce dernier principe, résultant des bains de marc, contre-indique leur emploi dans toutes les affections qui ont quelques symptômes d'inflammation ou seulement qui annoncent de l'irritation. On voit qu'en cela ils sont entièrement opposés aux bains tièdes qui s'emploient surtout dans les inflammations et les irritations.

« C'est pour n'avoir pas fait cette distinction que les bains ont souvent causé plus de mal que de bien dans les lieux où l'on s'en sert.

« Les gens des pays où on récolte beaucoup de vin font un usage très-commun des bains de marc. Beaucoup attendent avec impatience l'époque des vendanges pour en prendre, même en état de santé. Ils croient que cela leur évite des maladies ; il vient même quelquefois des personnes de contrées éloignées pour user de ce moyen.

« On fait usage des bains de marc comme moyen. médicamenteux pour la guérison des douleurs anciennes et invétérées qui ne reconnaissent aucune inflammation comme cause productrice. On les emploie aussi dans les rhumatismes chroniques lorsqu'il n'y a pas d'état d'irritation marqué.

C'est dans la paralysie qui ne procède pas d'une lésion organique cérébrale qu'on fait le plus heureux usage des bains de marc.

On fait encore usage de ces bains dans les engorgements froids des parties, surtout des membres. Alors on peut se borner à y plonger le membre malade.[1] »

Pommade cosmétique aux raisins.— Nous trouvons dans l'ouvrage de Réveil[2] la composition suivante d'une pommade cosmétique aux raisins pour adoucir la peau.
Prenez :

---

[1] Mérat, Dictionnaire des sciences médicales. Paris, 1819, t. XXXI, art. MARC.
[2] Formulaire des médicaments nouveaux ; 2e édition. Paris, 1865, p. 549.

Raisins frais bien mûrs choisis et mondés.	250 gr.
Huile d'amandes douces	500
Cire blanche	250
Racine d'orcanette	20
Essence de roses	2 gout.

Écrasez le raisin, placez-le dans une capsule en porcelaine, avec l'huile d'amandes douces et la cire, faites évaporer toute l'humidité à une douce chaleur, ajoutez l'orcanette, exprimez, et avant complet refroidissement mêlez l'essence de roses.

QUATRIÈME PARTIE

ISBN : 978-1539320791

www.ingramcontent.com/pod-product-compliance
Lightning Source LLC
Chambersburg PA
CBHW070314190526
45169CB00005B/1621